全国卫生职业院校实验实训教学规则教材

社区护理实训教程

主　编　廖晓春　邓　红

副主编　王凌玲　沙晓华

编　者　（按姓氏汉语拼音排序）

邓　红（江西卫生职业学院）

康玉斌（九江学院）

刘东玲（郑州大学护理学院）

廖晓春（九江学院）

沙晓华（江西中医药大学科技学院）

王凌玲（九江市中医医院）

吴妮娟（宜春职业技术学院）

科　学　出　版　社
北　京

内 容 简 介

本书选择了社区护理工作中常用的一些基本技术为编写内容，编写中注重科学性和实用性，注重理论与实践的紧密结合。全书内容包括：绪论、社区健康管理技术、社区基本护理技术、社区急救护理技术、社区重点人群护理技术、社区康复护理技术、社区中医护理技术共七个部分。每个实践操作后均附有习题，便于学生及时对照学习，帮助学生自我检查。

图书在版编目（CIP）数据

社区护理实训教程/廖晓春，邓红主编．—北京：科学出版社，2016.3
全国卫生职业院校实验实训教学规则教材
ISBN 978-7-03-047945-7

Ⅰ．社…　Ⅱ．①廖…　②邓…　Ⅲ．社区－护理学－高等职业教育－教材　Ⅳ．R473.2

中国版本图书馆CIP数据核字（2016）第060610号

责任编辑：孙岩岩　张立丽/责任校对：李　影
责任印制：赵　博/封面设计：金舵手世纪

科学出版社 出版
北京东黄城根北街16号
邮政编码：100717
http：//www.sciencep.com

安泰印刷厂 印刷
科学出版社发行　各地新华书店经销

*

2016 年 3 月第 一 版　开本：787×1092　1/16
2016 年 3 月第一次印刷　印张：13
字数：308 000

定价：35.80 元
（如有印装质量问题，我社负责调换）

前　言

随着我国社区卫生工作的深入发展，社区卫生服务工作已逐渐成为初级卫生保健的重要组成部分。社区护理技能在社区卫生服务中占有重要地位，它是保证社区卫生服务正常运转的关键。因此，作为21世纪的高级护理人才，很有必要掌握社区护理服务的相关技能和实践操作方法。

为了适应我国卫生职业教育的发展需要，更好地指导学生社区护理实践学习，促进学生掌握常用社区护理技术基本技能，提高职业能力，全体编者付出了大量心血和努力精心地编写了本书。

全书共分为七章，包括了绪论、社区健康管理技术、社区基本护理技术、社区急救护理技术、社区重点人群护理技术、社区康复护理技术、社区中医护理技术等部分内容，结构合理，内容丰富，注重理论与实践的紧密结合。

本书在编写过程中参考了部分教材和有关著作，借鉴了许多有益的内容，在此向有关作者和出版社致谢。

由于编者水平有限，编写时间仓促，书中难免有疏漏和不妥之处，恳请广大师生和读者批评指正。

编　者

2016 年 1 月

目　　录

第一章　绪论 ………………………………………………………………………………（1）

　　第一节　社区护理的概念及特点 …………………………………………………………（1）

　　第二节　社区护士的职责及任职条件 ……………………………………………………（3）

　　第三节　学习社区护理实训教程的目的、内容、方法 …………………………………（4）

第二章　社区健康管理技术 ………………………………………………………………（7）

　　第一节　家庭访视 …………………………………………………………………………（7）

　　第二节　社区健康管理 …………………………………………………………………（12）

第三章　社区基本护理技术 ………………………………………………………………（24）

　　第一节　生命体征测量技术 ……………………………………………………………（24）

　　第二节　居家患者清洁护理技术 ………………………………………………………（31）

　　第三节　家庭常用给药技术 ……………………………………………………………（44）

　　第四节　常见管道及造口护理技术 ……………………………………………………（60）

　　第五节　社区其他常用护理技术 ………………………………………………………（74）

第四章　社区急救护理技术 ………………………………………………………………（81）

　　第一节　社区常用急救护理技术 ………………………………………………………（81）

　　第二节　急性事件救护技术 …………………………………………………………（108）

第五章　社区重点人群护理技术 ………………………………………………………（122）

　　第一节　婴幼儿护理常用技术 ………………………………………………………（122）

　　第二节　妇女护理常用技术 …………………………………………………………（139）

第六章　社区康复护理技术 ……………………………………………………………（149）

　　第一节　日常生活活动能力训练技术 ………………………………………………（149）

　　第二节　运动功能康复技术 …………………………………………………………（157）

　　第三节　轮椅、助行器使用技术 ……………………………………………………（164）

　　第四节　呼吸与排痰技术 ……………………………………………………………（169）

第七章　社区中医护理技术 ……………………………………………………………（176）

　　第一节　常用传统护理技术 …………………………………………………………（176）

　　第二节　中药煎服护理技术 …………………………………………………………（195）

参考答案 …………………………………………………………………………………（201）

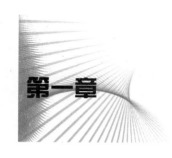

第一章

绪　论

第一节　社区护理的概念及特点

一、社区护理的概念

社区护理的发展经过了相当长的一个过程。在发展过程中，不同国家/地区、不同的学者对社区护理有不同的定义。

美国护士会（American Nurses Association，ANA）于1980年将社区护理定义为：社区护理是综合公共卫生学与专业护理学的理论，应用于促进与维持群众健康的一门综合学科，以健康为中心，以社区人群为对象，以促进和维护社区人群健康为目标。

加拿大公共卫生学会将社区护理定义为：社区护理是专业性的护理工作，由有组织的社会力量将工作的重点放在一般家庭、学校或生活环境中的人群。社区护理除考虑到健康人、生病的人和残疾人外，还致力于预防疾病和延缓疾病发展，减少不可避免的疾病发生的影响，对居家患者或有健康障碍的人提供熟练的护理，援助那些面临危机情况者，对个人、家庭、特殊团体以及整个社区提供知识并鼓励他们养成有益于健康的生活习惯。

香港医院管理局对社区护理的定义为：社区卫生护理是一门护理专科，社区居民是重点服务对象。社区护士与其他专业团队合作，在为其所服务的环境中提供最佳照顾。每个服务对象是一独特个体，有他的尊严和价值，所提供的照顾，不分种族、身份，都需要考虑接受服务对象的整体性、整合性及其与家庭和环境的关系，照顾包括对个人和家庭的教育、健康促进和康复。社区护理的目标是协助受照顾者达到和维持最佳自我照顾能力。社区护理需要周详的计划和决策，运用丰富的知识和能力去评估、计划、干预及评价成效。

我国学者认为，社区护理是将公共卫生学及护理学的理论和技术相结合，以社区为基础，以社区人群为服务对象，以服务为中心，将预防、医疗、保健、康复、健康教育、计划生育技术服务融于护理学中，并以促进和维护人群健康为最终目的，提供连续性、动态性和综合的护理服务。

二、社区护理的特点

（一）服务的综合性

影响人群的健康因素是多方面的，社区护理的工作是集"预防、医疗、保健、康复、健康教育、计划生育技术服务"六位为一体，体现生理、心理、社会的整体性。因此，社区护理的工作范围广泛，有一定的难度，需要护理人员有较高、较全面的知识水平与护理技能。

（二）服务的长期连续性

社区护理服务不因某一疾病问题的解决而停止，而是在不同时间、空间范围提供一系列整体服务。正是这种整体、连续性的特点决定了社区护理服务的长期性。另外社区护理服务是一种以社区为范围的主动上门服务，与医院工作环境安全固定相比，社区护理的服务对象居住相对比较分散，社区护士要走街串户地为居民提供服务，这使得社区护士的工作场所较为分散。

（三）服务的可及性

社区卫生服务机构办在社区，靠近居民，较方便，而且价格比较低廉，是居民能够承担得起的。

（四）服务的协调性

社区护理是团队工作。为实现健康社区的目标，社区护士需要协调各级医疗保健部门、家庭、社区等各方面人力、物力、财力资源，为服务对象提供各种服务，如患者转诊、转介社区服务、家庭随访等。

（五）服务的自主性与独立性

社区护理服务的范围较广，社区护士还需运用流行病学等方法预测和发现社区人群中易出现的健康问题的高危人群。对社区整体进行健康护理，也要进入居民家中进行护理，这些都需要社区护士独立判断现存的和潜在的健康问题，因此社区护士较医院护士具有较高的自主性和独立性。

第二节 社区护士的职责及任职条件

一、社区护士的职责

2002 年 1 月卫生部出版的《社区护理管理的指导意见（试行）》对社区护士职责的规定如下。

1. 参与社区诊断工作，负责辖区内人群护理信息的收集、整理及统计分析。了解社区居民健康状况及分布情况，注意发现社区居民的健康问题和影响因素，参与对影响人群健康不良因素的监测工作。

2. 参与对社区人群的健康教育与咨询、行为干预和筛查、建立健康档案、高危人群监测和规范管理工作。

3. 参与社区传染病预防与控制工作，参与预防传染病的知识培训，提供一般消毒、隔离技术等护理技术指导与咨询。

4. 参与完成社区儿童计划免疫任务。

5. 参与社区康复、精神卫生、慢性病防治与管理、营养指导工作。重点对老年患者、慢性患者、残疾人、婴幼儿、围生期妇女提供康复及护理服务。

6. 承担诊断明确的居家患者的访视、护理工作，提供基础或专科护理服务，配合医生进行病情观察与治疗，为患者与家属提供健康教育、护理指导与咨询服务。

7. 承担就诊患者的护理工作。

8. 为临终患者提供临终关怀护理服务。

9. 参与计划生育技术服务的宣传教育与咨询。

笔记栏
. . . .

二、社区护士的任职条件

社区护士是指在社区卫生服务机构及其有关机构从事社区护理工作的专业技术人员。根据卫生部《社区护理管理的指导意见（试行）》的规定，目前社区护士的任职条件为：

1. 具有国家护士执业资格并经注册。
2. 通过地（市）以上卫生行政部门规定的社区护士岗位培训。
3. 独立从事家庭访视护理工作的社区护士，应具有医疗机构从事临床护理工作 5 年以上的工作经验。

第三节　学习社区护理实训教程的目的、内容、方法

一、学习社区护理实训教程的目的

学习《社区护理实训教程》的目的在于使护生或年轻护士掌握好社区常见护理技术操作的基本方法，具备一定的社区护理工作技能，能为社区人群提供预防、医疗、保健、康复、健康教育和计划生育为一体的基层卫生服务，以促进社区人群的健康、提高生命质量。

二、社区护理实训教程的内容

根据社区护理服务的需求，社区护理实训教程包括如下几部分内容：

（一）社区健康管理技术

社区健康管理是对社区人群进行全面监测、分析、评估、预测、预防、维护和发展个人与家庭技能的全过程。社区健康管理的主要技能包括：社区人群及个人健康信息的收集、家庭健康护理、健康档案的管理及健康教育等内容。

（二）社区基本护理技术

社区基本护理技术是衡量护理技术水平的重要指标，操作质量直接影响

笔记栏
· · · · · · · · · ·

着治疗效果，是与患者的舒适、安全密切相关的部分，是护理核心部分，是护士必备的基础理论技能。

（三）社区急救护理技术

现场急救护理及时与否关系到病人的生命安危。社区护理人员工作在社区一线，往往比医院急诊科室医务人员更早接近急救现场和伤病员。社区护理人员应掌握院前急救护理技术，并向社区居民开展急救知识普及，让他们掌握基本的自救互救技术，可以提高社区现场急救能力及救护质量。

（四）社区康复护理技术

通过家庭中各种康复护理技术的应用，可促进老年人、残疾人日常生活功能和社会参与功能的恢复。

（五）社区重点人群护理技术

由于年龄和生理的特点，部分社区居民容易出现一些健康问题，是社区卫生保健的重点服务对象。

（六）社区中医护理技术

中医传统技术是护理工作的重要内容，艾灸法、推拿法、中药熏洗法等常用中医传统技术，简便易行，且行之有效，适于在社区中使用。

三、学习社区护理实训教程的方法

（一）理论联系实际

为了进一步提高自己的知识水平以及发现问题、分析问题、解决问题的能力，学习中必须认真学习社区护理学的基本理论、基本知识和基本技能，反复实践，才能熟练掌握各项社区护理技术的操作规程，并能灵活应用到以后的工作中去。

（二）要温故而知新

本实训教程在内容设置上均包括目的、评估、计划、实施、评价和注意

笔记栏

事项。学生在学习社区疾病护理知识的同时，可采取情景模拟、角色扮演、专题讨论等活动，更好地掌握各专科护理技术操作。每项护理技术之后均有思考题，技能操作结束后，应对照习题主动温习，自我检查相关知识的掌握程度。

（三）树立整体观念

社区护理工作是为了解决社区存在的健康问题，而不是单纯只照顾一个人或一个家庭。因此，在护理技能学习中，也应树立整体观念，将各学科知识相互联系，才能全面把握社区护理学的内涵。

（廖晓春）

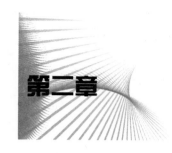

第二章

社区健康管理技术

第一节 家庭访视

　　家庭访视简称家访，是指为了促进和维护个人及家庭、社区的健康，在服务对象家中进行的护理服务活动。家庭访视是社区护理的重要服务形式，通过家庭访视，社区护士可以了解居民的健康状况，建立家庭健康档案，有针对性地开展家庭护理、健康教育等服务。家庭访视类型有评估性家庭访视、预防、保健性家庭访视、急诊性家庭访视、连续照顾性家庭访视。

一、评估性家庭访视

　　家庭评估是对家庭相关个体、家庭健康相关问题进行客观评估，通过评估，对家庭资料进行综合分析，得出调解个体、家庭问题的途径。

【目的】

　　1. 评估家庭需求和家庭问题。
　　2. 掌握社区人群健康状况，发现健康问题。
　　3. 掌握家庭健康资料收集方法和资料分析方法，培养家庭护理工作的能力。
　　4. 通过与访视对象和其家庭成员的交流，掌握访谈和人际交往的技巧。

【计划】

　　1. 护士准备　着装整洁，安排评估时间，明确评估目的。

2. 物品准备　评估量表，包括一般资料量表、家系图、APGAR 家庭功能评估量表等；笔和纸。

3. 环境准备　安静，便于交谈的环境。

4. 患者准备　态度端正，给予充分的配合支持。

【实施】

1. 进入家庭，向服务对象确认地址和姓名，介绍自己，熟悉访视环境。

2. 对个体及家庭进行健康评估，家庭健康评估的内容：

（1）家庭基本资料

1）户主姓名、地址、联系电话。

2）人口组成：家庭成员的姓名、性别、年龄、文化程度、社会职业及相互之间的关系。

3）家庭类型：核心家庭、扩展型家庭、联合家庭、其他类型家庭。

（2）家庭环境

1）居住环境：住房条件、卫生条件和交通条件等。

2）社会环境：邻里关系、邻近居民的社会阶层，周边购物、医疗设施及利用情况。

3）家庭与社区的关系：家庭利用社区资源的情况，家庭对社区的看法。

（3）家庭内部结构

1）角色关系：各家庭成员现阶段所承担的角色；当家中有人生病后，有何改变和影响。

2）权利结构：家庭权利的类型；谁是主要的决策者。

3）交流方式：55% 面部表情＋7% 语言＋38% 声音；家庭交流的主要内容、方式（开放或封闭、直接或间接）；有无因交流和沟通的技巧不良而引起的冲突（尤其非语言沟通）。

4）价值观：家庭认为哪些事最重要，各家庭成员的认识是否一致。

（4）家庭发展阶段：家庭处于什么发展阶段？有哪些发展任务？家庭能否完成这些任务？

（5）家庭的功能

1）情感功能：家庭各成员之间的关系如何；是否互相关心、体贴；家庭中是否有爱的气氛。

2）社会化功能：家庭成员有哪些社会化需要；对孩子的教育和培养如何。

3）生育功能：是否有孩子或几个孩子；夫妻关系如何；对子女有无性知识的指导。

4）经济功能：家庭的经济来源、收支情况。是否满足成员的教育、卫生保健的需要。

5）抚养和赡养功能：评估家庭抚养孩子和赡养老人的情况，家庭对孩子的重视情况。

6）卫生保健功能：对健康和疾病的看法；家庭卫生、饮食卫生、休息睡眠、活动和锻炼、就医行为、家庭疾病自我照顾的情况等。

（6）家庭资源：当家庭面临压力或危机的时候，可以利用的内部和外部资源。

（7）家庭成员的健康状况及现阶段的健康问题：包括全面生理健康和心理状态评估。

（8）家庭中病人（无病人则免）的健康评估：心身健康问题，体格检查及辅助检查资料等。

3. 对通过家庭评估所收集的资料进行综合分析和判断，发现并确定访视家庭的主要健康问题。

【评价】

1. 家庭需求得到正确的评估。
2. 家庭主要健康问题得到正确的发现和解决。

【注意事项】

1. 评估时，要对收集到的主、客观资料进行及时记录。
2. 记录时只记录大纲，不能忽略与访视对象进行谈话。
3. 初次评估不要求一定获得所有资料。

【思考题】

1. 在确定家庭访视的优先次序中，正确的是（   ）

A. 先霍乱后胆囊炎

B. 先胃炎后痢疾

C. 先糖尿病后车祸外伤出血

D. 先压疮换药后给患者躯体留置引流管换管

E. 先糖尿病后高血压

2. 下列哪项不属于家庭访视的对象（　　　　）

A. 健康问题多发的家庭　　　　　B. 特别富裕的家庭

C. 不完整的家庭　　　　　　　　D. 家庭功能不完善的家庭

E. 具有慢性疾病患者的家庭

二、连续照顾性家庭访视

在我国，连续照顾性家庭访视称为家庭病床或居家护理。

【目的】

1. 通过连续照顾性家庭访视，为患者提供持续性医疗护理。

2. 了解家庭环境及其家庭成员的健康状况，早期发现病情变化。

【评估】

1. 详细阅读健康档案，了解访视对象的基本情况和需求。

2. 访视对象的配合度。

【计划】

1. 护士准备　仪表得当，穿着得体，与访视家庭取得联系，确定访视目标，按照家庭健康评估的内容制订好工作计划。安排好访视路线及时间。

2. 物品准备　访视包，根据访视家庭情况自行选用（可增加）：体检工具（体温计、量尺、电筒、听诊器、血压计等）、常用的消毒隔离物品及外科器械（消毒手套、口罩、帽子、工作衣、钳子、剪刀、乙醇、碘酒等）、各种尺寸的敷料、无菌纱布、棉球、棉签、护理记录单、健康教育材料、社区地图、电话本等。

3. 环境准备　安静，便于交谈的环境。

4. 患者准备　明确家庭访视内容，积极配合。

【实施】

1. 进入家庭，通过交谈，使服务对象放松，营造良好氛围。
2. 对访视对象进行健康评估。
3. 通过对评估所收集的资料进行综合分析和判断，发现并确定访视家庭的主要健康问题，结合家庭日常生活情况，制订计划并实施必要的护理措施。
4. 访视结束时，整理用物，记录访视情况。
5. 简单总结、根据访视对象健康问题的轻重缓急，与访视对象进行意见交换，预约下次访视时间并道别。

【评价】

1. 访视对象健康问题得到改善或解决。
2. 访视对象了解访视目的，护患关系良好。

【注意事项】

1. 家访要有明确的目的，不是随便串门，要有一定的效果。
2. 家庭访视要有周全的计划，选择恰当的时间。时间在 30 分钟到 1 小时以内。访视对象健康问题解决后，即可停止访视。
3. 做好自身安全防护，在访视中遇到有敌意、发怒、情绪异常的访视对象时，应立即离开，并与相关部门取得联系。
4. 访视结束后，还要继续完善访视过程中的记录以便于下次工作。

【思考题】

1. 家庭访视的准备内容不包括（　　　）
A. 确立访视对象
B. 家庭资料
C. 确定访视目的
D. 安排访视路线
E. 预防
2. 家庭访视护士的职责不包括（　　　）
A. 提供直接护理
B. 协调、合作服务
C. 介绍社会资源
D. 健康教育
E. 护理管理评价

笔 记 栏

第二节　社区健康管理

一、社区健康教育讲座

社区健康教育讲座是通过组织集体听课或举办学习班的形式，由专业人员就某一专题进行讲课。讲座具有专业性、系统性、针对性强，目的明确，内容突出等特点，是社区健康教育常用的一种群体教育方法。

【目的】

1. 引导和促进社区人群的健康和自我保护意识，消除或减轻影响社区人群的健康危险因素。

2. 使居民学会基本的保健知识和技能，提高居民的保健意识和自我保健的能力，促进健康，提高社区人群的生活质量。

3. 促进社区医疗保健资源的有效利用。

【评估】

1. 社区人群一般状况　包括教育对象的姓名、性别、年龄、职业、健康状况、经济收入、住房状况、交通工具等。

2. 社区人群健康问题和危险因素　包括吸烟、酗酒、饮食、睡眠、网络使用、体育锻炼等。

3. 社区人群学习能力　包括文化程度、学习经历、学习的态度、方式、兴趣、心理压力等。

4. 教育环境　包括场地是否安静、宽敞，交通是否便利等。

【计划】

1. 护士准备　着装整洁，语言清晰，态度亲切。对参与实施健康教育者进行培训，保证计划执行的质量和效果。

2. 物品准备　实施社区健康教育计划所需要的物品包括健康教育材料，教具及教学辅助设备如多媒体、投影仪、音像器材等教学设备。

3. 环境准备　场地大小适宜，环境安静，温度、照明、通风适宜。

4. 方案准备 确定健康教育的目标、方法、内容、日程，教育对象及人数。

（1）选取不同目标人群开展健康教育

1）健康人群：健康教育主要侧重于卫生保健知识，帮助他们保持健康，远离疾病。此外也要提醒他们对常见疾病的警惕性，做好预防和早期诊断。

2）高危人群：健康教育主要侧重于预防性健康教育，帮助他们掌握一些自我保健的技能，如疾病的早期诊断和检查方法等，或者帮助他们纠正不良的行为及生活习惯，如戒除高盐、高糖、高脂饮食等。

3）患病人群：健康教育主要侧重于康复知识的教育，帮助他们积极地配合治疗，早日康复。

4）家属及照顾者：健康教育主要侧重于疾病知识、自我监测技能及家庭护理技能的教育。

（2）确定教学内容

1）针对教学目标来选择教学内容，一次教学内容不宜过多，每次只讲授 3～4 条核心内容即可。

2）注意内容的实用性和可操作性，例如，教会糖尿病患者如何保护足部比仅仅告诉他们"应该保护足部"的信息更为关键。

3）确定内容的讲授顺序，一般安排的原则是从简单到复杂、从具体到抽象、从重要的到不重要的、从最熟悉的到最不熟悉的。

（3）确定健康教育的方法：教学方法多种多样，包括讲授、讨论、角色扮演、示教与回示教等，需要根据特定的场合、教育对象的特点选择合适的方法。

【实施】

1. 社区卫生服务中心联合街道居委会对目标人群进行健康教育参与动员。

2. 制订实施工作表。工作时间表可以在时间和空间上将各项措施和活动进行整合，达到有条不紊、一目了然。工作时间表包括具体工作内容、制表负责人、检测指标、经费预算、特殊需求等。

3. 实施健康教育计划。

4. 做好各种记录（表 2-1）、资料的收集和保存等工作。

笔 记 栏

表 2-1　社区健康教育活动记录

活动时间：			活动地点：	
活动形式：				
活动主题：				
组织者：				
接受健康教育人员类别：			接受健康教育人数：	
健康教育资料发放种类及数量：				
活动内容：				
活动总结评价：				
存档材料请附后 □书面材料　　　□图片材料　　　□印刷材料　　　□影音材料　　　□签到表 □其他材料				

填表人（签字）：　　　　　　　　负责人（签字）：

填表时间：　　　年　月　日

【评价】

1. 各项活动是否按计划进行，教育方法是否恰当、教育者是否称职、教材是否适宜。

2. 目标人群的参与率，教育内容和教育方式是否能够满足社区人群的需求。目标人群接受率、满意率。

【注意事项】

1. 讲座之初，要说明讲课的内容，明确讲座的目标以及持续时间，让听众做到心中有数。

2. 尽量使用简单的日常用语，避免用医学术语。多讲故事，多用口诀。

3. 讲授内容简明扼要，时间不能过长，一般以 30 分钟为佳，以保持听众的注意力。

4. 强调学习对象的参与，可以采取提问、讨论、游戏等形式增强学习对象的参与感，增强其积极性。

5. 注意讲授环境的布置，如避免噪声及视听教具的使用。

6. 在演讲结束后鼓励听众发问，形成双向沟通。

7. 讲座如果使用 PowerPoint 文件，有几点需要特别注意　①一张幻灯片中内容不宜过多，只涉及一个主题。②文字精练。③一屏文字最好不超过 7 行，每行以 15 字为宜，英文字母不超过 25 个。④针对老年人的讲座特别需要注意文字不宜过小。⑤画面尽量简洁，色彩协调统一，画面中颜色不超过 5 种；忌背景过于鲜艳，不宜频繁变换背景图片及文字颜色。⑥选择动画效果时切忌变换繁杂，注意符合视觉习惯，不加入不必要的声音。

【思考题】

1. 某社区卫生服务中心，举行高血压健康教育讲座，社区护士要教会居民测量血压，最好的健康教育方法是（　　）

A. 讲授　　　　　　B. 讨论　　　　　　　　C. 角色扮演

D. 案例分析　　　E. 示教与回示教

2. 讲座使用 PowerPoint 文件，正确的做法是（　　）

A. 画面背景应多些鲜艳的色彩，吸引观众

B. 应多加入一些声音，吸引观众

C. 一屏文字最好不超过 15 行

D. 一张幻灯片中可涉及两三个主题

E. 针对老年人的讲座特别需要注意文字不宜过小

二、社区居民健康档案的建立及管理

社区居民健康档案是记录有关社区居民健康的文件资料，建立档案的人群包括辖区内常住居民（居住半年以上的户籍及非户籍居民）。以 0～6 岁儿童、孕产妇、老年人、慢性病患者和重性精神疾病患者等人群为重点。内容主要包括个人健康档案、家庭健康档案和社区健康档案。

【目的】

1. 收集社区居民健康资料，系统、完整地了解居民的健康问题，便于有针对性地开展系统的社区卫生服务。

2. 是评估社区卫生服务水平的重要指标。

3. 为教学和科研提供信息资料。

笔 记 栏

【评估】

1. 社区人群一般状况。
2. 建档对象的合作程度。

【计划】

1. 护士准备　着装整洁，态度温和。
2. 物品准备　家庭健康档案、个人健康档案和社区健康档案，笔。
3. 环境准备　安静适宜的环境，和谐的人际环境。

【实施】

1. 确定建档对象（图 2-1）。

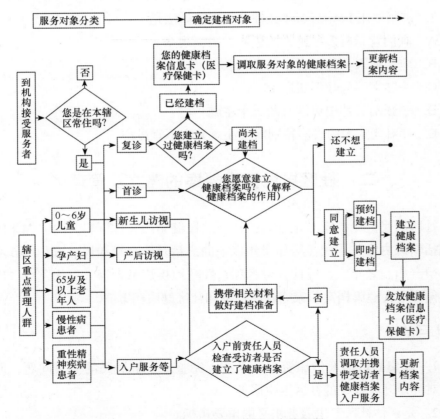

图 2-1　确立建档对象流程图

图片来源：国家基本公共卫生服务规范（2011 年版），城乡居民健康档案管理服务规范

2. 建立个人健康档案 个人健康档案内容丰富，包括封面（表 2-2）、个人基本信息（表 2-3）、健康体检表（表 2-4）和医疗卫生服务记录，目前我国居民个人健康档案是采用国家统一制定的 2011 年版本。

表 2-2　居民健康档案封面

编号□□□□□□-□□□-□□□-□□□□□

居民健康档案

姓　　名：＿＿＿＿＿＿＿＿＿＿＿＿

现 住 址：＿＿＿＿＿＿＿＿＿＿＿＿

户籍地址：＿＿＿＿＿＿＿＿＿＿＿＿

联系电话：＿＿＿＿＿＿＿＿＿＿＿＿

乡镇（街道）名称：＿＿＿＿＿＿＿＿

村（居）委会名称：＿＿＿＿＿＿＿＿

建档单位：＿＿＿＿＿＿＿＿＿＿

建 档 人：＿＿＿＿＿＿＿＿＿＿

责任医生：＿＿＿＿＿＿＿＿＿＿

建档日期：＿＿＿＿＿＿年＿＿月＿＿日

表 2-3　个人基本信息表

姓名：　　　　　　　　　　　　　　　　　　　　　　　　　编号□□□□□□□□

性别	0 未知的性别　1 男　2 女　3 未说明性别　□		出生日期	
身份证号			工作单位	
本人电话		联系人	联系人电话	
常住类型	1 户籍 2 非户籍□		民族	1 汉族 2 少数民族 ＿＿ □
血型	1A 型 2B 型 3O 型 4AB 型 5 不详 /RH 阴性：1 否 2 是 3 不详□ /□			
文化程度	1 文盲及半文盲 2 小学 3 初中 4 高中 / 技校 / 中专 5 大学专科及以上 6 不详□			
职业	1 国家机关、党群组织、企业、事业单位负责人 2 专业技术人员 3 办事人员和有关人员 4 商业、服务业人员 5 农、林、牧、渔、水利业生产人员 6 生产、运输设备操作人员及有关人员 7 军人 8 不便分类的其他从业人员□			

笔 记 栏

续表

婚姻状况	1 未婚 2 已婚 3 丧偶 4 离婚 5 未说明婚姻状况	□
医疗费用 支付方式	1 城镇职工基本医疗保险 2 城镇居民基本医疗保险 3 新型农村合作医疗 4 贫困救助 5 商业医疗保险 6 全公费 7 全自费 8 其他 _____	□/□/□
过敏史	1 无 有：2 青霉素 3 磺胺 4 链霉素 5 其他	□/□/□
暴露史	1 无 有：2 化学品 3 毒物 4 射线	□/□

既往史	疾病	1 无 2 高血压 3 糖尿病 4 冠心病 5 慢性阻塞性肺疾病 6 恶性肿瘤 _____ 7 脑卒中 8 严重精神 疾病 9 结核病 10 肝炎 11 其他法定传染病 12 职业病 _____ 13 其他 _____ □ 确诊时间 年 月 /□ 确诊时间 年 月 /□ 确诊时间 年 月 □ 确诊时间 年 月 /□ 确诊时间 年 月 /□ 确诊时间 年 月	
	手术	1 无 2 有：名称 1_____ 时间 _____ / 名称 2_____ 时间 _____	□
	外伤	1 无 2 有：名称 1_____ 时间 _____ / 名称 2_____ 时间 _____	□
	输血	1 无 2 有：原因 1_____ 时间 _____ / 原因 2_____ 时间 _____	□

家族史	父亲	□/□/□/□/□ _____	母亲	□/□/□/□/□ _____
	兄弟姐妹	□/□/□/□/□ _____	子女	□/□/□/□/□ _____
	1 无 2 高血压 3 糖尿病 4 冠心病 5 慢性阻塞性肺疾病 6 恶性肿瘤 7 脑卒中 8 严重精神疾病 9 结核病 10 肝炎 11 先天畸形 12 其他			

遗传病史	1 无 2 有：疾病名称 _____	□
残疾情况	1 无残疾 2 视力残疾 3 听力残疾 4 言语残疾 5 肢体残疾 6 智力 残疾 7 精神残疾 8 其他残疾 _____	□/□/□/□/□/□

生活环境	厨房排 风设施	1 无 2 油烟机 3 换气扇 4 烟囱	□
	燃料类型	1 液化气 2 煤 3 天然气 4 沼气 5 柴火 6 其他	□
	饮水	1 自来水 2 经净化过滤的水 3 井水 4 河湖水 5 池塘 水 6 其他	□
	厕所	1 卫生厕所 2 一格或两格粪池式 3 马桶 4 露天粪坑 5 简易棚厕	□
	禽畜栏	1 单设 2 室内 3 室外	□

表 2-4　健康体检表

姓名：　　　　　　　　　　　　　　　　　　　　　　编号□□□□□□□□

体检日期	年 月 日	责任医生	
内容	检查项目		
症状	1 无症状 2 头痛 3 头晕 4 心悸 5 胸闷 6 胸痛 7 慢性咳嗽 8 咳痰 9 呼吸困难 10 多饮 11 多尿 12 体 重下降 13 乏力 14 关节肿痛 15 视物模糊 16 手脚麻木 17 尿急 18 尿痛 19 便秘 20 腹泻 21 恶心 呕吐 22 眼花 23 耳鸣 24 乳房胀痛 25 其他 _____ □/□/□/□/□/□/□/□/□		

续表

一般状况	体温	℃	脉率		次／分
	呼吸频率	次／分	血压	左侧	mmHg
				右侧	mmHg
	身高	cm	体重		kg
	腰围	cm	体质指数（BMI）		kg/m²
	健康状态自我评估	1 满意 2 基本满意 3 说不清楚 4 不太满意 5 不满意			□
一般状况	生活自理自我评估	1 可自理(0～3分) 2 轻度依赖(4～8分) 3 中度依赖(9～18分) 4 不能自理（≥19分）			□
	认知功能	1 粗筛阴性 2 粗筛阳性，简易智力状态检查，总分 _____			□
	情感状态	1 粗筛阴性 2 粗筛阳性，老年人抑郁评分检查，总分 _____			□
生活方式	体育锻炼	锻炼频率	1 每天 2 每周一次以上 3 偶尔 4 不锻炼		□
		每次锻炼时间	分钟	坚持锻炼时间	年
		锻炼方式			
	饮食习惯	1 荤素均衡 2 荤食为主 3 素食为主 4 嗜盐 5 嗜油 6 嗜糖			□／□
	吸烟情况	吸烟状况	1 从不吸烟 2 已戒烟 3 吸烟		□
		日吸烟量	平均　支		
		开始吸烟年龄		戒烟年龄	岁
	饮酒情况	饮酒频率	1 从不 2 偶尔 3 经常 4 每天		□
		日饮酒量	平均　两		
		是否戒酒	1 未戒酒 2 已戒酒，戒酒年龄：____ 岁		□
		开始饮酒年龄	岁	近一年内是否曾醉酒	1 是 2 否 □
		饮酒种类	1 白酒 2 啤酒 3 红酒 4 黄酒 5 其他 _____		□／□／□／□
	职业病危害因素接触史	1 无 2 有（工种 _____ 从业时间 _____ 年） 毒物种类粉尘 _____ 防护措施 1 无 2 有 _____ 　放射物质 _____ 防护措施 1 无 2 有 _____ 　物理因素 _____ 防护措施 1 无 2 有 _____ 　化学物质 _____ 防护措施 1 无 2 有 _____ 　其他 _____ 防护措施 1 无 2 有 _____			□ □ □ □ □

3. 建立家庭健康档案 包括家庭基本情况（表2-5）、家系图、家庭功能评估表（表2-6）、家庭主要健康问题和家庭各成员的个人健康档案等。

表 2-5 家庭基本情况

家庭健康档案

建档日期　　　年　月　日　　档案号：

建档单位 ＿＿＿＿＿＿ 建档医生 ＿＿＿＿＿＿ 建档护士 ＿＿＿＿＿＿ 责任医生 ＿＿＿＿＿＿

1. 户主姓名 ＿＿＿＿＿ 家庭人口数（户口数）＿＿＿＿＿人 现住人口数 ＿＿＿＿＿人

2. 家庭平均月收入：（指全家成员年收入总和除以12）＿＿＿＿＿＿＿＿＿＿＿（元）

3. 住房类型：□平房 □楼房（半地下 一层以上）住房使用面积 ＿＿＿＿＿m²

4. 家庭燃料类型：□煤气/天然气 □电 □煤炉 □沼气 □其他 ＿＿＿＿＿

5. 厕所类型：□居室内厕所：A 冲水式　B 非冲水式 □居室外厕所 □公共厕所

家庭其他成员信息

序号	姓名	健康档案号	与户主关系	主要健康问题	档案存放地
			户主		

注：家系图包括居民本人的父母、祖父母及子女的信息。

家庭主要健康问题目录

序号	问题名称	发生日期	记录日期	接诊医生	确诊医院

表 2-6 APGAR 家庭功能评估表

APGAR 问卷第一部分

维度		经常	有时	从不
适应度	我遇到困难时，可以从家人得到满意的帮助	2	1	0
合作度	我很满意家人与我讨论各种事情以及分担问题的方式	2	1	0
成熟度	当我希望从事新的活动或发展时，家人都能接受且给予支持	2	1	0

续表

维度		经常	有时	从不
情感度	我很满意家人对我表达情感的方式及对我情绪的反应	2	1	0
亲密度	我很满意家人与我共度时光的方式	2	1	0

0～3 分，家庭功能严重障碍；4～6 分，家庭功能中度障碍；7～10 分，家庭功能良好

APGAR 问卷第二部分

将与您住在一起的人（配偶、子女、重要的人、朋友）按密切程度排序			跟这些人相处的关系（配偶、子女、重要的人、朋友）		
关系	年龄	性别	好	一般	不好
如果您和家人不住在一起，您经常求助的人（家庭成员、朋友、同事、邻居）			跟这些人相处的关系（家庭成员、朋友、同事、邻居）		
关系	年龄	性别	好	一般	不好

4. 建立社区健康档案　包括社区基本资料、社区卫生服务资源、社区卫生服务状况、社区居民健康状况等。

5. 将建好的档案集中存放，专人负责，动态随访，保证档案的完整性、科学性。居民健康档案管理流程图见图 2-2。

【评价】

1. 全面收集社区居民健康问题。

2. 档案建立准确完善。

【注意事项】

1. 健康档案记录字迹要清楚，问题描述完整、精确和真实，符合逻

笔 记 栏

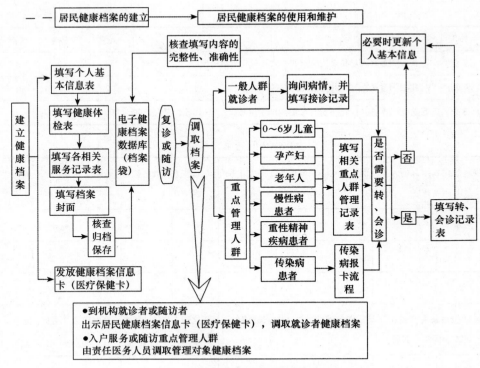

图 2-2　居民健康档案管理流程图

图片来源：国家基本公共卫生服务规范（2011 年版），城乡居民健康档案管理服务规范

辑性。

2. 资料的记录要保持动态连续性。

3. 健康档案应该由专人保管，每次使用后应归回原位。

4. 社区卫生服务机构应设立专门的档案柜，编制家庭健康档案号码，并使家庭内所有成员的个人健康档案放在一起，以方便查阅和利用。

5. 档案信息化管理的社区，应及时将采集到的各项健康信息分项录入系统对应板块保存，并及时添加新内容。

【思考题】

1. 目前我国居民个人健康档案是采用国家统一制定的（　　　）

A. 2008 年版本　　　　　　B. 2009 年版本

C. 2010 年版本　　　　　　D. 2011 年版本

E. 2012 年版本

2. 目前居民健康档案进行编码是（ ）

A. 采用 15 位编码制   B. 采用 16 位编码制

C. 采用 17 位编码制   D. 采用 18 位编码制

E. 采用 19 位编码制

3. 关于社区健康档案的说法错误的是（ ）

A. 个人基本资料是个人健康问题记录中的主要项目

B. 个人、家庭和社区健康档案的资料是完全独立、彼此不能借用的

C. 健康档案要统一编号，集中放在社区卫生服务机构保管

D. 利用计算机建档其资料供多职能团体使用，达到资源共享

E. 社区居民健康档案内容主要包括个人健康档案、家庭健康档案和社区健康档案

（廖晓春）

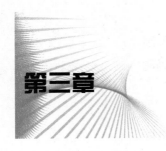

第三章

社区基本护理技术

第一节　生命体征测量技术

　　生命体征是体温、脉搏、呼吸及血压的总称。其受大脑皮质控制，是机体内在活动的一种客观反映，是衡量机体身心状况的可靠指标。社区护士正确掌握生命体征的测量是社区护理的重要内容之一。

一、体温的测量

　　体温是指身体内部胸腔、腹腔和中枢神经的温度，测量方法有口腔测量法、腋下测量法及直肠测量法。正常人腋下温度为 36～37℃。

【目的】

　　1. 判断体温是否正常。
　　2. 观察体温变化，了解患者疾病的发生、发展与转归。

【评估】

　　1. 患者年龄及体温测量部位。
　　2. 患者在 30 分钟内有无影响体温测量的因素存在。
　　3. 患者意识状态和合作程度。

【计划】

　　1. 护士准备　着装整洁，洗手，戴口罩。

2. 物品准备

（1）治疗盘内备两个容器：分别用于盛放已消毒的清洁体温计和污染体温计，内垫清洁纱布。

（2）秒表、笔、护理记录单。

（3）若测肛温，另备润滑油、无菌棉签、卫生纸。

3. 环境准备　安静、整洁，光线充足，必要时屏风遮挡。

4. 患者准备　患者及家属明确体温测量的目的及过程，配合操作。

【实施】

1. 核对医嘱，携用物至患者床旁。

2. 选择合适的测量方法。

（1）口腔测量法：将体温计汞柱端斜放于患者的舌下热窝处（图 3-1）。嘱患者紧闭口唇，用鼻呼吸，测量 3～5 分钟。

（2）腋下测温法：协助患者取舒适卧位，擦干腋窝汗液；将体温计放于患者腋窝，紧

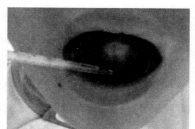

图 3-1　口腔测温

贴皮肤，屈肘过胸夹紧体温计；不能合作者，应协助患者夹紧体温计，测量 8～10 分钟。

（3）直肠测温法：协助患者取侧卧或屈膝仰卧位，暴露臀部；用棉签蘸取润滑油润滑肛表汞柱端；将肛表旋转缓慢插入肛门 3～4cm。婴幼儿取仰卧位，护士一手握住患儿双踝提起双腿，另一手将肛表插入肛门（婴儿 1.5cm，幼儿 2.5cm），并握住肛表用手掌根部和手指将双臀轻轻捏拢，加以固定，测量 3 分钟左右。

3. 取出体温计（肛表用卫生纸擦拭），检视读数，将体温计放于污染容器内。

4. 将测量结果录入护理移动信息系统（PDA）或记录在护理记录单上。

5. 整理用物，协助患者取舒适卧位。

6. 将污染体温计消毒后（75% 乙醇溶液浸泡 30 分钟或 1：2000 三氯异氰脲酸消毒液浸泡 30 分钟后清水冲洗），汞柱甩至 35℃ 以下，放入清洁体温计容器内备用。

7. 洗手，记录体温值在体温单上。

【评价】

1. 测量方法正确，结果观察准确。
2. 测量过程中无意外发生。

【注意事项】

1. 不要把体温计放在热水中，以免体温计爆裂。
2. 沐浴、腋窝冷热敷、剧烈运动患者安静休息 10 分钟后方可测量腋温。
3. 刚进食或面颊部热敷后，应间隔 10 分钟后方可测量口温。
4. 如患者不慎咬碎体温计时，首先应立即清除玻璃碎屑以免损伤唇、舌、口腔、食管和胃肠道的黏膜。再口服蛋清或牛奶以延缓汞的吸收，病情允许者也可服用粗纤维食物以促进汞的排泄。
5. 体温计每周校对一次，确保体温测量的准确性。方法：将全部体温计的汞柱甩至 35℃以下，于同一时间放入已测好的 36～40℃的水中，3 分钟后取出检视，凡误差在 0.2℃以上、玻璃棒有裂缝、汞柱自行下降等，则不再使用。

【思考题】

1. 可以用口腔测温的病人是（　　　）
A. 精神异常病人　　　　　　　B. 昏迷病人
C. 呼吸困难病人　　　　　　　D. 痔疮术后病人
E. 呼吸急促病人
2. 不宜用腋表测腋下温度的病人是（　　　）
A. 昏迷病人　　　　　　　　　B. 热坐浴病人
C. 极度瘦弱病人　　　　　　　D. 呼吸困难病人
E. 直肠癌病人

二、脉搏、呼吸的测量

脉搏是动脉管壁随着心室的舒张、收缩而出现的节律性搏动。呼吸是机体与外界环境进行气体交换的过程。机体通过呼吸从外界环境中摄取氧气，排出二氧化碳，确保新陈代谢的正常进行和内环境的相对稳定。

【目的】

1. 判断脉搏、呼吸有无异常。

2. 观察脉搏、呼吸变化，了解患者的一般情况以及疾病的发生、发展及转归。

【评估】

1. 患者年龄、性别、病情及治疗措施。

2. 患者在 30 分钟内有无影响脉搏、呼吸测量准确性的因素存在。

3. 患者的意识状态和合作程度。

【计划】

1. 护士准备　着装整洁，洗手，戴口罩。

2. 物品准备　表、笔、护理记录单，必要时备听诊器。

3. 环境准备　安静、整洁。

4. 患者准备　患者及家属了解测量脉搏和呼吸的目的及过程，并配合操作。

【实施】

1. 协助患者取舒适体位，坐位或卧位，暴露手腕，腕部伸展、放松。

2. 护士以示指、中指、环指的指腹按压桡动脉处，压力大小以能清楚触及脉搏为宜。

3. 一般情况下测量 30 秒，测得数值乘以 2。危重患者或脉搏异常者应测 1 分钟。

4. 脉搏短绌的患者应有 2 名护士同时测量，一人听心率，一人测脉搏，由听心率者发出"开始"和"停止"口令，测量 1 分钟。

5. 脉搏测量完毕，护士手不移开，观察患者的胸部或腹部的起伏状况。

6. 以一起一伏为 1 次呼吸，计数 30 秒，测量数值乘以 2 即为呼吸频率。

7. 整理用物，协助患者取舒适卧位。

8. 洗手，记录呼吸、脉搏的数值。

笔 记 栏

【评价】

护士测量方法正确，测量结果准确。

【注意事项】

1. 若测量前患者有剧烈活动、紧张等情况，应安静休息10分钟后再测量。

2. 为偏瘫或肢体有损伤的患者测量脉搏时，应选择健侧肢体，以免因患侧肢体血液循环不良而影响测量结果的准确性。

3. 小儿、呼吸异常者应测1分钟，呼吸微弱者可将少许棉花置于鼻孔前，观察棉花被吹动的次数，测量1分钟。

【思考题】

1. 错误的诊脉操作是（　　　）

A. 诊脉前患者保持安静

B. 手臂伸展放于舒适体位

C. 示指、中指、环指切脉

D. 有绌脉者先听心率，再测脉率，计时1分钟

E. 一般情况下测量30秒

2. 关于测量呼吸的方法叙述错误的一项是（　　　）

A. 测量前向患者解释取得合作

B. 观察患者胸腹起伏，一起一伏为1次

C. 注意呼吸的深度和节律

D. 成人、儿童计数30秒，得数乘以2

E. 呼吸异常者，应测量1分钟

三、血压的测量

血压是指血管内的血液对于单位面积血管壁的侧压力。通常所说的"血压"是指动脉血压，是对大动脉血压的间接测定。

【目的】

1. 判断血压有无异常。
2. 观察血压变化，了解循环系统的功能状况。

【评估】

1. 患者年龄、性别。
2. 患者在 30 分钟内有无影响血压测量准确性的因素存在。
3. 患者有无偏瘫、肢体功能障碍。

【计划】

1. 护士准备　着装整洁，洗手，戴口罩。
2. 物品准备　血压计、听诊器、笔、护理记录单。
3. 环境准备　整洁、安静，温湿度适宜。
4. 患者准备　患者及家属了解测量血压的目的及过程，并配合操作。

【实施】

1. 选择测量部位

（1）上肢血压测量：患者取坐位或仰卧位，肱动脉与心脏在同一水平；开启汞槽开关，驱尽袖带内的空气；将袖带平整地缠于上臂中部，袖带下缘距肘窝 2～3cm，松紧以能放入一指为宜；戴听诊器，将听诊器胸件放于肱动脉搏动最明显处，一手稍加固定，另一手握橡皮球，关闭橡皮球气门。

（2）下肢血压测量：患者取俯卧位或仰卧位，腘动脉与心脏在同一水平；将袖带平整地缠于大腿上，袖带下缘距腘窝 3～5cm；戴听诊器，将听诊器胸件放于腘动脉搏动最明显处。

2. 打气至动脉搏动音消失后再升高 20～30mmHg，以每秒 4mmHg 左右的速度缓慢放气听动脉搏动，双眼平视汞柱所指刻度。

3. 当听到第一声搏动音，汞柱所指刻度即为收缩压。当搏动音突然减弱或消失时，汞柱所指刻度即为舒张压。

4. 测量结束，取下袖带，驱尽袖带内的空气，卷平袖带放入盒内，将

笔记栏

血压计右倾 45°，关闭汞槽开关，关闭血压计盒盖。

5. 整理患者衣物，取舒适体位。

6. 洗手，记录血压值。

【评价】

护士测量方法正确，测量结果准确。

【注意事项】

1. 正确选择测量肢体，为偏瘫、一侧肢体外伤或手术的患者测血压时，应选择健侧肢体进行测量。

2. 肱动脉听诊点与心脏在同一水平面。坐位时，肱动脉听诊点平第 4 肋间。仰卧位时，肱动脉平腋中线。

3. 排除影响血压值的因素

（1）袖带过窄使测得的血压值偏高；袖带过宽使测得的血压值偏低。

（2）袖带过松使测得的血压值偏高；袖带过紧使测得的血压值偏低。

（3）肱动脉低于心脏水平，测得的血压值偏高；肱动脉高于心脏水平，测得的血压值偏低。

（4）打气不可过快、过猛，放气快慢适宜，过快使测得的血压偏低；反之偏高。

4. 重测血压　当血压听不清或有异常需要重新测量时，必须先将袖带内气体驱尽使汞柱降至"0"点，并稍待片刻再测量。

【思考题】

1. 导致血压偏低的因素是（　　　）

A. 紧张状态　　　　　　B. 过度兴奋

C. 高温环境　　　　　　D. 过度疼痛

E. 天气寒冷

2. 健康成人个体差异较大的生命体征是（　　　）

A. 体温　　　　　　B. 脉搏　　　　　　C. 呼吸

D. 血压　　　　　　E. 瞳孔大小

第二节　居家患者清洁护理技术

清洁护理技术是指能促进个体生理和心理健康的清洁措施。本节主要讲述床上洗头、床上擦浴、口腔清洁和会阴清洁的内容。

一、床上洗头技术

洗头可促进头部血液循环，增进舒适。对于活动受限、虚弱或年龄太小者，护理人员应帮助患者完成床上洗头。

【目的】

1. 去除头皮屑及污物，使头发清洁，减少感染机会。
2. 按摩头皮，促进头部血液循环及头发的生长代谢。
3. 促进患者舒适，增强自信，建立良好的护患关系。

【评估】

1. 患者的病情及自理的程度。
2. 患者头发卫生状况，观察有无头皮损伤情况。

【计划】

1. 护士准备　着装整洁，修剪指甲，洗手，戴口罩。
2. 物品准备　浴巾、毛巾、别针、眼罩、耳塞或不吸水棉球、洗发液、梳子、自制马蹄形垫、水壶（内盛43～45℃热水或按患者习惯调制）、脸盆或污水桶，需要时可备电吹风。
3. 环境准备　关好门窗，调节好室温。
4. 患者准备　患者及家属了解床上洗头的目的及过程，并配合操作。

【实施】

1. 将患者衣领松开向内折，将毛巾围于颈下，别针固定。
2. 铺橡胶单和浴巾于枕头上。

笔记栏

3. 马蹄形垫床上洗头法

（1）取一浴巾纵向卷起，然后折成 U 形，末端用绳固定。另取一橡胶单，将隔水面向上置于浴巾上，制成马蹄形垫。

（2）协助患者取仰卧位，上半身斜向床边，将枕头垫于患者肩下，置马蹄形垫于患者后颈下，使患者枕于马蹄形垫的凸起处，头部置于水槽中。马蹄形垫下端置于脸盆或污水桶中。

4. 扣杯式床上洗头法

（1）协助患者取仰卧位，枕头垫于患者肩下。

（2）取脸盆一只，盆底放一条毛巾，倒扣搪瓷杯于盆底，杯上垫折成四折并外包有防水薄膜的毛巾（图 3-2）。

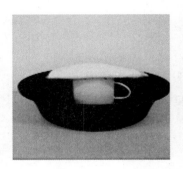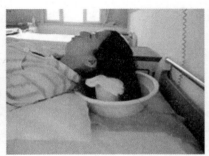

图 3-2　制作好的扣杯

（3）将患者头部枕于毛巾上，脸盆内置一根橡胶管，下接污水桶。

5. 用耳塞或棉球塞好双耳，用眼罩遮盖双眼。

6. 松开头发，先用温水充分浸湿头发，再均匀涂上适量洗发液，由发际至脑后反复揉搓，同时用指腹轻轻按摩头皮。清洗枕部头发时可一手抬起头枕部，另一手进行清洗。然后用温水边冲洗边揉搓，直至冲净。

7. 解下颈部毛巾，擦去头发上的水分。取下眼罩及耳塞，用毛巾包好头发，擦干面部。

8. 撤去洗发用物，将枕头移向床头，协助患者取舒适体位。

9. 解下包头毛巾，用浴巾擦干头发，也可用电吹风吹干，并根据患者习惯或需要梳理成形。协助患者取舒适卧位。

10. 整理用物，洗手，记录。

【评价】

1. 洗头过程中，患者无不适，无病情改变。
2. 洗头后，患者自感舒适度增加。

【注意事项】

1. 洗头过程中应注意观察患者病情变化（如面色、脉搏、呼吸的改变等），如有异常，应立即停止操作。
2. 病情危重和极度衰弱患者不宜洗头。
3. 操作过程不宜太久，避免患者头部充血或疲劳。
4. 洗发时不可用指甲抓洗，以防损伤头皮。
5. 操作中注意保护伤口及各种管路，并避免水流入眼睛或耳内。

【思考题】

1. 为患者床边洗头时不必注意（　　　）
A. 调节室温　　　　　　　　B. 用屏风遮挡
C. 不浸湿衣被　　　　　　　D. 观察病情
E. 保护患者

2. 为一患心肌梗死卧床 4 周的患者床上洗头时，患者突然感到胸痛、心悸、出冷汗，护士应（　　　）
A. 加快动作完成洗发
B. 请家属协助洗发
C. 边洗发边通知医生
D. 操作立即停止，让患者平卧，吸氧，立即与医生联系
E. 请护工帮忙

3. 患者，男性，25 岁。因下肢骨折卧床治疗 2 周，护士为其进行床上洗发，不正确的操作是（　　　）
A. 室温为 24℃左右　　　　　B. 用指甲抓挠头发和头皮
C. 边操作边观察　　　　　　D. 用电吹风吹干头发
E. 遮盖患者眼睛

二、床上擦浴技术

床上擦浴适用于病情较重、长期卧床、制动或活动受限（使用石膏、牵引等）及身体衰弱而无法自行完成沐浴的患者。

【目的】

1. 去除皮肤污垢，维持皮肤清洁，促进患者身心舒适，增进健康。
2. 促进皮肤血液循环，增强皮肤的排泄功能，预防感染和压疮等并发症的发生。
3. 促进患者身体放松，并增加患者活动的机会。
4. 活动肢体，使肌肉放松，防止肌肉挛缩和关节僵硬等并发症的发生。

【评估】

1. 患者皮肤的清洁状况及有无异常改变。
2. 患者的病情及理解、配合能力。
3. 患者的清洁习惯及对清洁知识的了解程度。

【计划】

1. 护士准备　着装整洁，洗手，戴口罩。
2. 物品准备　脸盆2个，水桶2个（一桶盛50～52℃热水，并按年龄、季节和个人习惯增减水温；另一桶用于接盛污水），浴巾2条，毛巾2条，浴皂，小剪刀，梳子，浴毯，50%乙醇溶液，护肤用品（爽身粉、润肤剂），清洁衣裤。另备便盆、便盆巾和屏风，会阴冲洗或擦洗用物。
3. 环境准备　调节室温至24℃以上，关好门窗，拉上窗帘。
4. 患者准备　患者及家属了解床上擦浴的目的及过程，并配合操作。

【实施】

1. 将患者身体移向床缘，尽量靠近护士，将浴毯盖于患者身上。
2. 将脸盆放在板凳上，倒入温水约2/3满。
3. 将一条浴巾铺于患者枕上，另一条盖于患者胸部。将毛巾先纵向、后横向折叠后包于手上（图3-3），将包好的毛巾放入水中，彻底浸湿拧干。按

笔记栏

顺序洗净并擦干前额、面颊、鼻翼、耳后、下颌及颈部。

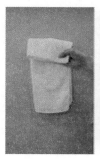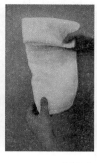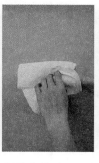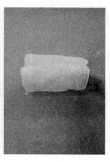

图 3-3 包毛巾法

4. 为患者脱去上衣，在擦洗部位下垫浴巾，将毛巾涂好浴皂，擦洗患者近侧上肢，直至腋窝，而后用清水擦净，并用浴巾擦干。

5. 将浴巾对折，放于患者床边，协助患者将手浸于脸盆中，洗净并擦干。根据情况修剪指甲。

6. 根据需要换水，测试水温。擦洗患者胸、腹部。擦洗女性患者乳房时应环形用力，注意擦净乳房下皮肤皱褶处。

7. 协助患者取侧卧位，背向护士，将浴巾铺于患者身下。依次擦洗患者后颈部、背部至臀部。

8. 进行背部按摩

（1）倒少许 50% 乙醇溶液于掌心，双手大小鱼际沿脊柱两侧，从骶尾部旋转向上至颈部按摩，再分别按摩双肩，共 3 遍。

（2）倒少许 50% 乙醇溶液于掌心，一手固定患者肩部，以大小鱼际紧贴骨突处按摩，顺序：右胛部→左胛部→右髂部→左髂部→骶尾部→脊柱突起处。

9. 协助患者穿好近侧清洁上衣（图 3-4），将浴巾盖于患者胸腹部，换水，同法擦洗对侧并穿好上衣。

10. 换水，换毛巾，协助患者平卧，脱裤，将棉被盖于对侧下肢（图 3-5），注意遮盖会阴部位。

11. 将浴巾双折后铺于近侧腿下，浴巾另一半反折盖好近侧下肢（图 3-6），依次擦洗踝部、小腿、膝关节、大腿及腹股沟（图 3-7），先擦肢体上方，再擦肢体下方，洗净后彻底擦干。移盆至对侧，同法擦洗另一侧。

12. 移盆至足下，盆下垫橡胶单。一手托起患者小腿部，将足部轻轻置

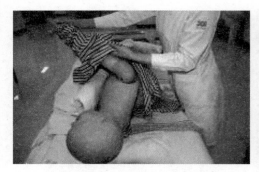

图 3-4　穿近侧上衣

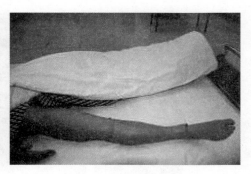

图3-5　盖好对侧下肢

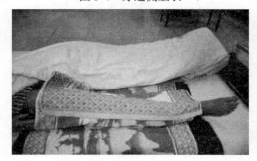

图 3-6　盖好近侧下肢

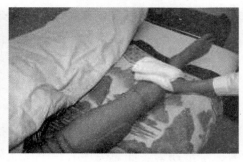

图 3-7　擦洗下肢

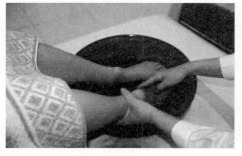

图 3-8　将脚置于盆内

于盆内（图 3-8），浸泡后擦洗足部。根据情况修剪趾甲，彻底擦干足部。若足部过于干燥，可使用润肤剂。

13. 换水，换毛巾，用浴巾盖好患者上、下身，暴露会阴部，洗净并擦干会阴部。

14. 协助患者穿好清洁裤子并取舒适卧位。

15. 整理床单位，必要时更换床单。清理用物，洗手，记录。

【评价】

1. 患者感到清洁、舒适，身心愉快。
2. 获得患者信赖，护患关系良好。

【注意事项】

1. 擦浴时注意保暖，随时调节水温，及时为患者盖好浴毯，天冷时可

笔记栏
· · · · · · · · · · ·

在被内操作。

2. 擦浴中应密切观察病情变化，如出现寒战、面色苍白、脉速等征象时，应立即停止擦浴，并及时给予适当处理。

3. 为患者脱衣服时，应先脱近侧，后脱对侧，如有外伤，应先脱健侧；穿衣时顺序相反。

4. 擦浴过程中，注意保护伤口和引流管，避免伤口受压、管路打折或扭曲。

【思考题】

1. 床上擦浴时错误的注意事项是（　　）

A. 防止患者受凉

B. 动作敏捷轻柔

C. 保护患者的自尊

D. 患者出现寒战、面色苍白等应稍等片刻再擦

E. 观察病情

2. 关于床上擦浴的叙述错误的是（　　）

A. 为患者脱衣服时，先脱健侧，后脱患侧

B. 先洗眼部，由外眦向内眦依次擦洗

C. 室温 22℃以上，水温以患者习惯而定

D. 洗后迅速擦干，避免患者着凉

E. 注意观察患者病情

3. 患者，女性，70 岁。右侧胫骨骨折，体质虚弱，生活不能自理，护士站在患者右侧为其床上擦浴时，皮肤按摩可选用（　　）

A. 20%～30% 乙醇　　　　B. 30% 乙醇

C. 50% 乙醇　　　　D. 70% 乙醇

E. 95% 乙醇

三、口腔护理技术

口腔护理是通过规范的操作方法，达到清洁口腔、预防口腔并发症和肺部感染的目的，是保持口腔正常生理功能的重要护理措施。

笔记栏

【目的】

1. 维持口腔清洁、湿润，预防口腔感染等并发症。
2. 预防或减轻口腔异味，清除牙垢，增进食欲，确保患者舒适。
3. 观察口腔黏膜、舌苔和牙龈的变化，为患者病情动态变化提供信息。

【评估】

1. 患者的病情、自理能力、理解及合作程度。
2. 患者口腔内的卫生状况。

【计划】

1. 护士准备　着装整洁，洗手，戴口罩。
2. 物品准备

（1）治疗盘内：治疗碗 2 个（分别盛漱口液和浸湿的无菌棉球）、镊子、弯止血钳、弯盘、压舌板、纱布、吸水管、棉签、液体石蜡、手电筒、小毛巾，必要时备开口器。

（2）治疗盘外：漱口溶液、口腔外用药。

注：居家条件下治疗碗或弯盘可用一次性纸杯代替，压舌板或开口器可用筷子或勺体较扁平的勺代替，表面包裹一层纱布。

3. 环境准备　光线充足，桌面上无杂物，方便放置口腔护理盘。
4. 患者准备　患者及家属了解口腔清洁的目的及过程，并配合操作。

【实施】

1. 协助患者侧卧或仰卧，头偏向一侧，面向护士。
2. 取小毛巾围于患者颈下，置弯盘于患者口角旁，有活动义齿者取下义齿。
3. 协助患者用吸水管漱口。
4. 口腔检查　嘱患者张口，护士一手持手电筒，一手持压舌板观察口腔情况。昏迷或牙关紧闭者可用开口器协助张开，将压舌板放于上下切牙之间挑开牙齿，然后移至第一磨牙并侧立约 45°，将开口器合拢放于第一磨牙之间撑开。口唇干裂者应先用温水湿润。

5. 擦拭

（1）嘱患者咬合上、下齿，用压舌板轻轻撑开左侧颊部，擦洗左侧牙齿的外面。沿纵向擦洗牙齿，按顺序由磨牙向切牙进行擦洗。同法擦洗右侧牙齿的外面。

（2）嘱患者张开上、下齿，擦洗牙齿左上内侧面、左上咬合面、左下内侧面、左下咬合面，弧形擦洗左侧颊部。同法擦洗右侧牙齿。

（3）擦洗硬腭、舌面、舌下，勿触及过深，以免引起患者恶心。

6. 协助患者漱口，将漱口水吐入弯盘内，用纱布擦净口唇。

7. 再次观察口腔是否清洁，有无炎症、出血、溃疡等，若有，给予局部用药。

8. 协助佩戴清洁的义齿，口唇涂以液体石蜡或唇膏，撤去弯盘及毛巾。

9. 协助患者取舒适卧位，清点棉球，整理用物，洗手，记录。

【评价】

1. 口腔内无出血、感染、溃疡等情况。
2. 患者口唇润泽，自感清洁、舒适、无刺激。

【注意事项】

1. 擦洗时动作要轻，以免损伤口腔黏膜及牙龈，特别是对凝血功能差的患者。

2. 昏迷患者　禁忌漱口。需用张口器时应从磨牙处放入。擦洗时棉球不宜过湿，以防溶液被误吸入呼吸道，棉球要用血管钳夹紧，每次 1 个，防止遗留在口腔。

3. 有活动义齿者应取下，用冷开水冲洗刷净，漱口后戴上。暂时不用的义齿浸于冷水中备用，浸义齿的水每日更换一次。义齿不可浸在热水或乙醇中，以免老化、变形和变色。

4. 传染病患者的用物按消毒隔离原则处理。

【思考题】

1. 口腔护理的目的不包括（　　　　）

A. 保持口腔清洁 　　　　　　B. 清除口臭、口垢

笔 记 栏

C.　清除口腔内一切细菌　　　D.　观察口腔黏膜和舌苔

E.　观察患者病情变化

2.　患者的义齿应保存于哪种液体中（　　　）

A.　75% 乙醇　　　　　　　B.　热水　　　　　　　C.　冷开水

D.　生理盐水　　　　　　　E.　沸水

3.　患者，女性，80 岁。已昏迷 4 天，护士为其做口腔护理时不用准备

（　　　）

A.　漱口液　　　　　　　　B.　压舌板　　　　　　C.　张口器

D.　棉球　　　　　　　　　E.　外用药

四、会阴部清洁技术

对于有泌尿生殖系统感染、大小便失禁、会阴部分泌物过多或尿液浓度过高导致皮肤刺激或破损、留置导尿管、产后及各种类型的会阴部手术后患者，护理人员应协助其进行会阴部清洁护理。

【目的】

1.　使患者会阴部清洁、舒适，预防泌尿生殖系统感染。

2.　为行导尿术、中段尿留取及会阴部手术做准备。

3.　促进会阴伤口愈合，祛除异味。

【评估】

1.　会阴部有无异味、瘙痒，有无分泌物过多。

2.　会阴部有无破损、炎症、疼痛等。

3.　有无大小便失禁、留置导尿管、泌尿系统或直肠手术等情况。

4.　尿液有无异味、浓稠、颜色改变，排尿时有无灼热感、疼痛等不适。

5.　患者的心理状态及配合程度。

【计划】

1.　护士准备　着装整洁，洗手，戴口罩。

2.　物品准备　毛巾、浴巾、消毒棉球、清洗液、卵圆钳、尿垫、一次性手套、

卫生纸、水盆、冲洗壶（内盛50～52℃的温水）、便盆。

3. 环境准备　关闭门窗，拉上窗帘或屏风遮挡，无关人员回避。

4. 患者准备　患者及家属了解会阴清洁的目的及过程，并配合操作。

【实施】

1. 男性患者会阴部擦洗

（1）核对、备齐用物，携至患者床边，解释，取得患者配合。

（2）协助患者取仰卧位，脱下近侧裤腿后盖于对侧下肢，将盖被折于会阴部以下，将浴巾盖于患者近侧下肢。

（3）戴一次性手套，协助患者暴露会阴部。

（4）臀下垫垫巾，再置便器于臀下，弯盘放两膝之间以接纳污物。

（5）擦洗大腿上部　暴露阴茎部位，清洗并擦干两侧大腿上部。

（6）擦洗阴茎。

1）擦洗阴茎头部：左手轻轻提起阴茎，暴露阴茎头部，右手持冲洗壶冲洗，然后持卵圆钳夹取棉球轻轻擦拭（图3-9）。

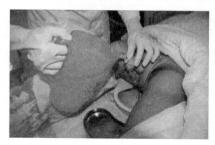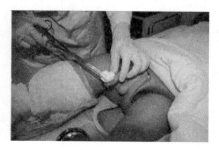

图3-9　擦洗阴茎头部

2）擦洗阴茎体部：左手提起阴茎，右手持冲洗壶由上到下冲洗阴茎体部，然后持卵圆钳夹取棉球擦拭（图3-10）。

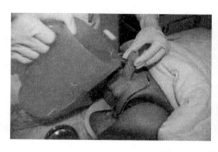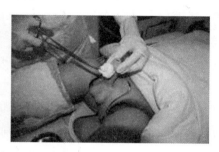

图3-10　擦洗阴茎体部

3）擦洗阴囊部：左手托阴囊，右手冲洗并擦拭阴囊下皮肤皱褶处（图 3-11）。

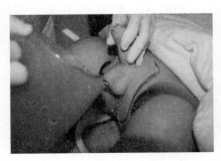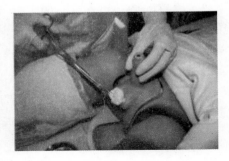

图 3-11　擦洗阴囊部

（7）冲洗擦拭肛门（图 3-12），纱布擦净会阴部水迹（图 3-13）。

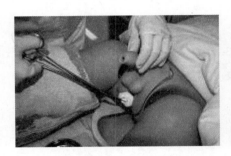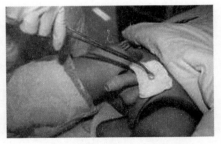

图 3-12　擦拭肛门　　　　　　　　　　　图 3-13　擦净水迹

（8）撤去弯盘，取出便器、垫巾，取下浴巾，放于治疗车下层。

（9）脱手套，协助患者整理衣裤及床单位。嘱患者休息，开窗通风。

（10）整理用物，洗手，记录。

2. 女性患者会阴部擦洗

（1）核对、备齐用物，携至患者床边，解释，取得患者配合。协助患者取仰卧屈膝位，两腿分开。脱去患者右侧裤腿，盖在左腿上，取浴巾盖于右腿上，以棉被盖在左腿及胸、腹部。

（2）铺垫巾于患者臀下，置便盆于患者臀下，弯盘放两膝之间以接纳污物。

（3）暴露会阴部位，清洗并擦干两侧大腿上部，注意保暖。

（4）左手提冲洗壶，右手持卵圆钳夹取棉球（图 3-14），分开小阴唇，冲洗尿道口并轻轻擦拭至肛门，用过的棉球放弯盘内。冲洗并擦拭左侧小阴唇，更换棉球，同法擦洗右侧小阴唇。冲洗并擦拭左侧大阴唇，更换棉球，同法擦洗右侧大阴唇。

（5）夹取纱布擦净会阴部水迹。

（6）撤去弯盘，协助患者取侧卧位，擦洗肛门。如有大小便失禁，可在肛门和会阴部涂凡士林或氧化锌软膏。

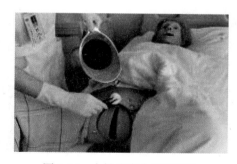

图 3-14　女性患者会阴部擦洗

（7）脱去手套，协助患者穿好衣裤。整理床单位，撤去浴巾和垫巾。

（8）整理用物，洗手，记录。

【评价】

1. 患者自觉清洁、舒适。
2. 会阴部无异味，无其他异常情况。
3. 操作方法正确、熟练。

【注意事项】

1. 进行会阴部擦洗时，每擦洗一处需更换一个棉球。
2. 操作中应减少暴露，注意保暖并保护患者隐私。
3. 留置导尿管者，由尿道口处向远端依次用消毒棉球擦洗。
4. 如患者刚经历过会阴部或直肠手术，应使用无菌棉球擦净手术部位及会阴部周围。

【思考题】

会阴清洁的注意事项有（　　　）

A. 如患者刚经历过会阴部或直肠手术不能进行会阴清洁
B. 每擦洗 3 处，更换棉球
C. 注意保护患者隐私
D. 留置导尿管者，由远端向尿道口处擦洗
E. 女性患者，先擦大阴唇，再擦小阴唇

笔 记 栏
. . . .

第三节　家庭常用给药技术

一、口服给药技术

口服给药是将药物通过口服经胃肠道吸收而使药效作用于局部或全身的治疗方法。在社区护理中护理人员应给病人及其家属提供正确的给药剂量、时间和方法。

【目的】

协助患者遵照医嘱安全、正确地服下药物，以达到减轻症状、治疗疾病、维持正常生理功能、协助诊断和预防疾病的目的。

【评估】

1. 患者年龄、病情、意识状况及活动能力等。
2. 患者的吞咽能力，有无口腔疾病及恶心、呕吐等症状。
3. 患者是否合作服药，有无不遵医嘱行为。
4. 患者及家属是否了解所服药物的有关知识。

【计划】

1. 护士准备　着装整洁，洗手，戴口罩。
2. 物品准备　医嘱服药单、各种口服药物、药匙、量杯、滴管、湿毛巾、小水壶、水杯；中药制剂另备乳钵、研锤等。
3. 环境准备　备药环境清洁、安静，有足够照明。
4. 患者准备　患者及家属明确口服给药的目的及过程，并配合操作。

【实施】

1. 核对医嘱，配药
（1）按先固体、后液体、再油剂的原则配药。
（2）粉剂药物和口含片应分袋包好。若使用单一剂量包装药品，则在服药时才拆开。对婴幼儿、鼻饲或上消化道出血的患者，应将药品研碎。

（3）配水剂时先将药液摇匀，再用量杯取药。左手拇指指在所需的刻度上，与视线于同一水平上，右手持药瓶，瓶签朝上，缓缓倒出所需药量，倒毕用湿毛巾擦净瓶口，把药瓶放回原位。油剂、按滴计算的药液或药量不足1ml时，先在杯内倒入少许冷开水，再用吸管吸取药液滴入杯内，以免药液黏附于杯内壁，影响药量的准确性。

（4）需鼻饲注入或小儿用药研碎后再服用。

2. 再次核对无误，协助患者取坐位。

3. 协助患者取温开水服药。

4. 确认药物服下后方可离开。

5. 清理用物，洗手，记录。

【评价】

1. 患者服药到口，准确、无差错。

2. 患者了解所用药物的作用、药物性质、服药的方法、用药后反应及注意事项。

【注意事项】

1. 对于意识不清、呕吐等患者不适用口服给药法。

2. 需吞服的药物通常用40～60℃的温水送服，不要用茶水或饮料服药。

3. 增加或停用某种药物时，应及时告知患者。

4. 对于老年人、幼儿等患者，有铝箔包装的药片，要拆开包装后再交给患者服用。

5. 做好患者家庭服药的健康指导

（1）告知患者服用对牙齿有腐蚀作用的药物，如酸类和铁剂，应用吸水管吸服后漱口，以保护牙齿。

（2）告知患者不可嚼服缓释片、肠溶片、胶囊，应吞服，舌下含片应放舌下或两颊黏膜与牙齿之间待其溶化。

（3）指导患者饭前服用健胃药，助消化药及对胃黏膜有刺激性的药物宜在饭后服用，催眠药在睡前服，驱虫药宜在空腹或半空腹时服用。

（4）指导患者准时服用抗生素及磺胺类药物，以保证有效的血药浓度。

笔记栏
. . . .

（5）告知患者服用对呼吸道黏膜起安抚作用的药物（如止咳糖浆）后不宜立即饮水。

（6）告知患者磺胺类药物经肾脏排泄，尿少时易析出结晶堵塞肾小管，服药后要多饮水。

【思考题】

1. 患儿，7个月。患佝偻病，遵医嘱鱼肝油6滴口服 gd，护士在药杯中放少量冷开水的目的是（　　　）

A. 便于洗刷药杯　　　　　　　　B. 防止药味刺激

C. 减少药量丢失　　　　　　　　D. 避免太油腻

E. 促进药物吸收

2. 患者，男性，30岁。急性上呼吸道感染，需同时服用以下几种药物，须安排在最后服用的是（　　　）

A. 维生素 C　　　　　　　　　　B. 溴己新

C. 维生素 B_6　　　　　　　　　D. 蛇胆川贝膏

E. 头孢克肟胶囊

3. 服磺胺类药物多饮水的目的是（　　　）

A. 避免影响血液酸碱度　　　　　B. 减轻服药引起的恶心

C. 避免尿中结晶析出　　　　　　D. 增加药物疗效

E. 增加药物的吸收

二、舌下给药技术

舌下给药，指使药剂直接通过舌下毛细血管吸收入血，完成吸收过程的一种给药方式。药效持续时间短，避免肝脏的首关消除，适用于快速急救。

【目的】

药物通过舌下口腔黏膜丰富的毛细血管吸收，可避免胃肠刺激、吸收不全和首关消除作用，生效快。如目前常用的硝酸甘油片剂，舌下含服一般2～5分钟即可发挥作用，病人心前区压迫感或疼痛感可减轻或消除。

【计划】

1. 护士准备　着装整洁，洗手，戴口罩。
2. 物品准备　医嘱服药单、舌下含服药物（常用有硝酸甘油、硝酸异山梨酯、硝苯地平、复方丹参滴丸和速效救心丸、异丙肾上腺素）、药匙、量杯、小水壶、水杯等。
3. 环境准备　备药环境清洁、安静、明亮。
4. 患者准备　患者及家属了解舌下给药的目的及过程，并配合操作。

【实施】

患者身体应靠在座椅上取坐位或半坐位，直接将药片置于舌下或嚼碎置于舌下，药物可快速崩解或溶解，通过舌下黏膜吸收而发挥速效作用。如口腔干燥时可口含少许水，有利于药物溶解吸收。

【注意事项】

告知患者或家属切不可像吃糖果似的仅把药物含在嘴里，因为舌表面的舌苔和角质层很难吸收药物，而舌下黏膜中丰富的静脉丛才利于药物的迅速吸收。

【思考题】

下列药物多采用舌下给药的是（　　　）

A. 速效救心丸　　　　　　B. 磺胺
C. 吲哚美辛　　　　　　　D. 西替利嗪
E. 氯雷他定

三、皮下注射技术

皮下注射是将少量药液或生物制剂注入皮下组织的给药方法。

【目的】

1. 不宜或不能口服给药，而需在一定时间内发生药效者。

笔 记 栏

2. 预防接种，局部麻醉用药。

【评估】

1. 患者用药史及药物过敏史。
2. 患者的意识状态、心理状况及配合程度。
3. 患者注射部位皮肤、皮下组织情况。

【计划】

1. 护士准备　着装整洁，洗手，戴口罩。
2. 物品准备　注射盘、污物罐、锐器盒、复合碘、医用消毒棉签、75%乙醇溶液、手消液、药品、注射器、无菌棉签。
3. 环境准备　病室干净、整洁，光线充足。
4. 患者准备　患者及家属了解皮下注射法的目的及过程，并配合操作。

【实施】

1. 核对患者床号姓名，按医嘱吸取药液。
2. 患者侧卧位或坐位。可选用注射部位有：上臂三角肌下缘、两侧腹壁、后背、大腿前侧和外侧。
3. 常规消毒皮肤，再次核对患者信息，排尽注射器内的空气。
4. 一手绷紧注射部位皮肤，另一手持注射器，针头斜面向上，与皮肤成 30°～40°角，快速刺入皮下，深度为针梗的 1/2～2/3，回抽见无回血后缓慢推注药液。
5. 注射完毕，用无菌棉签轻压针刺处，迅速拔出针头后按压片刻。
6. 再次核对患者信息，协助患者取舒适卧位，整理床单位。
7. 清理用物，洗手，记录注射时间、药品名称、剂量及患者用药后反应。

【评价】

注射部位选择正确，患者未出现不适。

【注意事项】

1. 药液少于 1ml 时，用 1ml 注射器吸药，以保证药液剂量准确。

笔 记 栏

2. 进针角度不宜超过 45°，以免刺入肌层。刺激性强的药物不宜皮下注射。

3. 须长期注射的患者，应有计划地更换注射部位，以促进药物充分吸收。

4. 对过于消瘦的患者，注射时可捏起局部组织，减小穿刺角度，进针不宜超过 40°，避免注入肌层。

【思考题】

1. 皮下注射时进针的角度为（ 　 ）

A. 5°～15°　　　　　　　B. 20°～30°

C. 30°～40°　　　　　　D. 45°

E. 90°

2. 关于皮下注射的说法错误的是（ 　 ）

A. 对过于消瘦的患者，注射时可捏起局部组织，减小穿刺角度

B. 对须长期注射的患者，应有计划地更换注射部位

C. 刺激性强的药物不宜皮下注射

D. 进针深度为针梗的 1/2～2/3

E. 见有回血可推药

四、肌内注射技术

肌内注射是将一定量的药液注入肌肉组织达到治疗效果的给药方法。

【目的】

1. 需要一定时间内产生药效，而不能口服的药物。

2. 不宜或不能静脉注射，要求比皮下注射更迅速发生药效的药物。

3. 用于注入刺激性较强或药量较多而不宜皮下注射的药物治疗。

【评估】

1. 患者的用药史和过敏史。

2. 注射部位的皮肤与肌肉情况。

3. 患者意识状态、心理状况及合作程度。

笔 记 栏
· · · · · · · · · ·

【计划】

1. 护士准备　着装整洁，洗手，戴口罩。
2. 物品准备　注射盘、污物罐、复合碘、医用消毒棉签、75% 乙醇溶液、手消液、药品、注射器、锐器盒、无菌棉球。
3. 环境准备　病室干净整洁。
4. 患者准备　患者及家属了解肌内注射的目的及过程，并配合操作。

【实施】

1. 核对患者床号姓名，按医嘱吸取药液。
2. 体位准备
（1）臀部注射：①侧卧位：上腿伸直，下腿稍弯曲；②俯卧位：两足尖相对，足跟分开；③仰卧位：用于不宜侧卧的患者，限于臀中肌、臀小肌注射。
（2）上臂三角肌注射：取坐位或立位，单手叉腰使三角肌显露。
（3）股外侧肌注射：以自然坐位为宜。
3. 选择注射部位
（1）臀大肌注射定位：①十字法：从臀裂顶点划一水平线，再从髂嵴最高点上作一垂直线，外上 1/4 象限避开内角处为注射部位；②连线法：从髂前上棘到尾骨连线的外上 1/3 处为注射部位。
（2）三角肌注射部位：上臂外侧，自肩峰下三横指处。
（3）臀中肌、臀小肌注射定位法：以示指尖和中指尖分别置于髂前上棘和髂嵴下缘处，在髂嵴、示指、中指指尖构成一个三角形区域，其中示指与中指构成的内角为注射区。
（4）股外侧肌注射定位法：在大腿中段外侧，一般成人在髋关节下 10cm 至膝上 10cm、宽约 7.5cm 的范围内为注射部位。此处部位较广，大血管神经少，可供反复注射。
4. 复合碘医用消毒棉签消毒皮肤，消毒范围直径为 5～6cm。
5. 取已抽药的注射器，排尽注射器内空气，再次核对。
6. 左手拇指、示指绷紧局部皮肤，右手中指固定针栓，持毛笔式握住注射器，用手臂带动腕部的力量，将针头快速垂直刺入，使针尖达到肌肉层。

7. 左手放松皮肤，回抽活塞确定无回血，慢慢将药液全部注入。

8. 注射完毕，快速拔针以棉签按压穿刺点。

9. 再次核对，协助患者取舒适体位，整理床单位。

10. 洗手，记录用药时间、药品名称、剂量及患者用药后反应。

【评价】

患者体位正确，注射部位、进针深度及给药剂量正确，注射速度适宜，注射器针头无污染。

【注意事项】

1. 选择合适的注射部位，避免刺伤神经和血管，不能在有炎症、硬结、瘢痕等部位注射。

2. 需要两种以上药液同时注射时，应注意配伍禁忌。

3. 同时注射多种药液时，应先注射刺激性较弱的药液，后注射刺激性较强的药液。

4. 2岁以下婴幼儿不宜选择臀大肌注射，避免损伤坐骨神经，应选用臀中肌、臀小肌注射。

【思考题】

1. 下列可用于肌内注射的部位是（　　　）

A. 肩峰下一指处　　　　　B. 大腿中段内侧

C. 大腿中段外侧　　　　　D. 髂前上棘与尾骨连线中 1/3 处

E. 髂前上棘内侧三横指处

2. 肌内注射时进针的角度为（　　　）

A. 5°～15°　　　　B. 20°～30°　　　　C. 30°～40°

D. 45°　　　　E. 90°

五、压缩雾化机雾化吸入技术

压缩雾化机雾化吸入技术是利用压缩空气产生的高速气流造成的负压直接将药液撞击成微小雾化颗粒，随患者呼吸进入呼吸道的给药方法。

【目的】

1. 解除呼吸道痉挛，使呼吸道通畅而改善通气功能。
2. 减轻局部黏膜水肿及呼吸道炎症反应。
3. 稀释痰液。

【评估】

1. 患者生命体征、血氧饱和度。
2. 患者意识状态、心理状况及配合程度。
3. 评估患者痰液性质、量、黏稠度。

【计划】

1. 护士准备　着装整洁，洗手，戴口罩。
2. 物品准备　治疗盘、压缩雾化机、雾化机输气管、雾化吸入器、雾化药液。
3. 环境准备　病室干净、整洁，光线适宜。
4. 患者准备　患者及家属了解雾化吸入给药的目的及过程，并配合操作。

【实施】

1. 压缩雾化机安置于床旁桌上，连接电源（图 3-15），取出雾化吸入器，将药液注入吸入器内（图 3-16）。

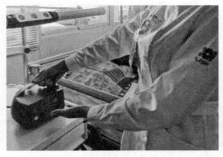 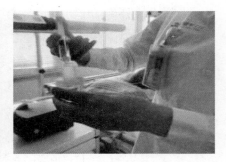

图 3-15　固定压缩雾化机　　　　图 3-16　注入雾化药液

2. 连接雾化罐与雾化面罩，雾化吸入器接气口与压缩雾化机输气管相连（图 3-17）。压缩雾化机输气管与雾化机输气口相连（图 3-18）。

笔记栏
· · · · · · · · · ·

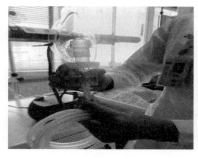

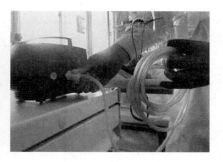

图 3-17　连接压缩雾化机输气管　　　　图 3-18　连接压缩雾化机

3. 协助患者取合适体位（半卧位或坐位），打开压缩雾化机开关（图 3-19）。

4. 佩戴面罩于患者面部，指导其用鼻呼气，用口深吸气吸入药物，直至药物雾化吸入完毕（图 3-20）。

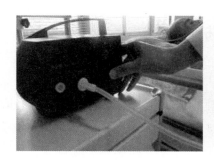

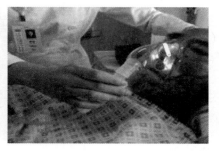

图 3-19　开启压缩雾化机　　　　　图 3-20　佩戴面罩

5. 操作后，协助患者漱口，取舒适卧位，整理床单位。

6. 清理用物，清洗雾化吸入器晾干备用。

7. 洗手，记录雾化吸入药品名称、剂量及患者用药后反应。

【评价】

1. 患者感觉舒适，症状减轻。

2. 护患沟通有效，患者主动合作。

【注意事项】

1. 使用前检查压缩雾化机各部件连接是否完好，有无漏气。

2. 激素类药物雾化吸入后，要洗脸、彻底漱口，以免药物残留。

3. 雾化吸入器专人使用，用后及时清洁、晾干备用。

笔记栏
· · · · · · · · · ·

4. 雾化时间可根据患者情况调整，一般 30 分钟雾化完毕。

5. 注意观察患者生命体征及用药反应，发现问题及时通知医生并配合处理。

【思考题】

关于雾化吸入的说法正确的是（　　）

A. 同一病房患者，用同一个雾化吸入器

B. 患者一般 15 分钟雾化完毕

C. 不能稀释痰液

D. 可以减轻呼吸道炎症

E. 发现问题，让病人坚持雾化完再处理

六、滴眼药水技术

【目的】

用滴管或眼药滴瓶将药液滴入结膜囊，以达到杀菌、收敛、消炎、麻醉、散瞳等治疗或协助诊断的作用。

【评估】

1. 患者眼部状况，有无眼睑外伤和眼球破裂伤。

2. 患者的配合程度。

【计划】

1. 护士准备　着装整洁，洗手，戴口罩。

2. 物品准备　无菌眼药滴瓶（内含医嘱用药物）、消毒棉球或棉签。

3. 环境准备　干净、整洁，光线适宜。

4. 患者准备　患者及家属了解滴药的目的及过程，并配合操作。

【实施】

1. 备齐用物，至患者床旁。

2. 核对，解释，取得患者配合。

3. 协助患者取合适体位，用棉签或棉球拭净眼部分泌物。

4. 嘱患者头稍后仰，眼睛向上看。

5. 一手将患者下眼睑向下方牵引，另一手持滴管或滴瓶，手掌跟部轻轻置于患者前额上，滴管呈 45°斜向，距离眼睑 1～2cm，将药液 1～2 滴滴入眼下部结膜囊内（图 3-21）。

6. 轻轻提起上眼睑，使药液均匀扩散于眼球表面，以干棉球拭干流出的药液，并嘱患者闭目 2～3 分钟。

7. 用棉球紧压泪囊处 1～2 分钟，避免药液经泪囊流入鼻腔，被黏膜吸收后引起全身不良反应（图 3-22）。

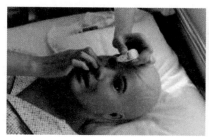
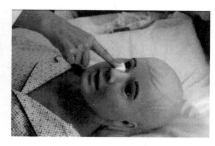

图 3-21　滴药入结膜囊内　　　　　　　图 3-22　压迫泪囊

8. 整理用物，洗手，记录滴药后患者全身及局部情况。

【评价】

1. 操作方法正确，患者感到舒适。

2. 给药后，患者未出现不良反应。

【注意事项】

1. 注意无菌操作。严防两眼之间，患者与患者之间发生交叉感染。

2. 药瓶不可倒置，以免药液被污染。

3. 操作者动作要轻柔，切勿压迫眼球。

4. 如患者需要同时滴多种眼药水　①先滴刺激性弱的药物，再滴刺激性强的药物。②如双眼用药，应先滴健侧或患病较轻的眼球。③如需要同时滴服药水和涂眼膏，应先滴眼药水，间隔 5 分钟，再涂眼膏。

5. 滴毒性较大药物时（如阿托品等），滴后必须压迫泪囊 2～3 分钟。儿童尤为重要，以防鼻腔黏膜吸收中毒。

笔 记 栏

6. 滴眼药水时不可离眼球过近，眼药水瓶口勿触及眼睑和睫毛。

【思考题】

关于滴眼药法，下列说法错误的是（　　　　）

A. 一手将患者下眼睑向下方牵引，另一手持滴管或滴瓶

B. 手掌跟部轻轻置于患者前额上，滴管呈 45°斜向

C. 距离眼睑 1～2cm

D. 将药液 1～2 滴滴入眼下部结膜囊内

E. 滴完药后，用棉球紧压泪囊处 5～10 分钟

七、外耳道滴药技术

【目的】

1. 软化耵聍或表皮栓。

2. 消炎、止痛。

3. 麻醉或杀死活生物类外耳道异物。

【评估】

1. 身体状况、患耳的局部情况。

2. 患者的配合程度。

【计划】

1. 护士准备　着装整洁，洗手，戴口罩。

2. 物品准备　治疗盘、额镜、站灯、耳镜、无菌棉签、无菌小棉球、滴管、滴耳药、3% 过氧化氢溶液、生理盐水（50ml）、小药杯、弯盘。

3. 环境准备　干净、整洁，光线适宜。

4. 患者准备　患者及家属了解滴药的目的及过程，并配合操作。

【实施】

1. 备齐用物，至患者床旁。

2. 核对，解释，取得患者配合。

3. 协助患者取合适体位。

4. 洗净耳道内分泌物，必要时用 3% 过氧化氢溶液反复清洗至清洁，以棉签拭干。

5. 一手将耳廓向后上方轻轻牵拉，使耳道变直（图 3-23）。

6. 一手持滴瓶，手掌跟部轻置于耳郭旁，将药液 2～3 滴滴入耳道（图 3-24）。

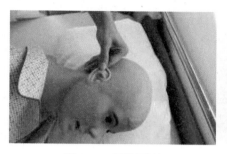
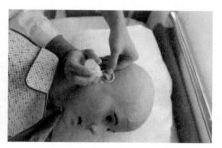

图 3-23　轻拉耳廓　　　　　　图 3-24　持滴瓶滴入药液

7. 轻压耳屏，用小棉球塞入外耳道口（图 3-25）。

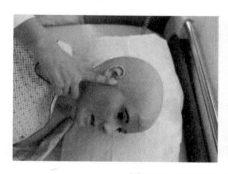
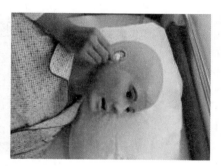

图 3-25　压耳屏，棉球塞入外耳道口

8. 嘱患者保持原体位 1～2 分钟，观察有无出现迷路反应，如眩晕、眼球震颤等。

9. 整理用物，洗手，记录滴药后患者全身及局部情况。

【评价】

1. 操作方法正确，患者感到舒适。

2. 给药后，患者未出现不良反应。

【注意事项】

1. 滴入耳内的药液温度应与体温接近，不可过冷或过热，以免刺激内耳引起眩晕、恶心等症状，甚至出现眼球震颤。

2. 滴药时，小儿应将耳郭向后下方牵拉，成人则向后上方牵拉。

3. 活生物类外耳道异物，可于滴药2～3分钟后予以取出。

4. 滴管勿接触耳郭或外耳道口，以免污染滴管和药液。

【思考题】

关于外耳道滴药技术的说法不正确的是（　　　）

A. 滴入耳内的药液温度应与体温接近

B. 滴药时，小儿应将耳郭向后下方牵拉

C. 滴药时，成人应将耳郭向后下方牵拉

D. 活生物类外耳道异物，可于滴药2～3分钟后予以取出

E. 滴管勿接触耳郭或外耳道口，以免污染滴管和药液

八、鼻腔滴药技术

【目的】

1. 收缩或湿润鼻腔黏膜，改善鼻腔黏膜状况，达到引流、消炎、通气的作用。

2. 用于鼻内镜手术鼻腔黏膜的表面麻醉。

【评估】

1. 身体状况、鼻腔黏膜情况。

2. 患者的配合程度。

【计划】

1. 护士准备　着装整洁，洗手，戴口罩。

2. 物品准备　治疗盘、滴鼻药、无菌棉签、手电筒、小药杯、生理盐水（50ml）、弯盘、滴管或喷雾器（备用）。

3. 环境准备　干净、整洁，光线适宜。

4. 患者准备　患者及家属了解滴药的目的及过程，并配合操作。

【实施】

1. 洗手、戴口罩。

2. 备齐用物，核对，解释，取得患者配合。

3. 协助患者取合适体位。

4. 用一手轻轻推鼻尖以充分显露鼻腔，另一手持滴管距鼻孔约 2cm 处滴入药液 3～5 滴（图 3-26）。轻捏鼻翼，使药液均匀分布于鼻腔黏膜上（图 3-27）。

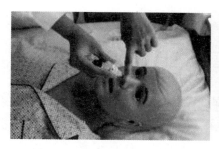 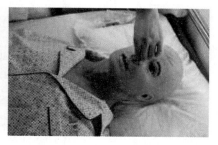

图 3-26　显露鼻腔，滴入药液　　　　图 3-27　轻捏鼻翼

5. 保持原体位片刻后恢复正常体位，用纸巾擦去外流的药液。

6. 观察疗效反应，并注意有无出现反跳性黏膜充血加剧。

7. 整理用物，洗手，记录滴药后患者的局部情况。

【评价】

1. 操作方法正确，患者感到舒适。

2. 给药后，患者未出现不良反应。

【注意事项】

1. 滴药时药瓶口、滴管口应该置于前鼻孔上方，勿触及鼻孔，以免污染药液。

2. 滴药前应该询问患者药物过敏史，认真查对药液质量。

3. 对于高血压及老年患者，只能取肩下垫枕位。高血压鼻病患者忌用

笔记栏
. . . .

血管收缩剂，如麻黄碱、肾上腺素类滴鼻，此类药物可使血压升高。

4. 指导患者自行滴药时体位一定要摆正确，若因体位不正确，导致药液流入口咽部感到药液苦味时也不必恐慌。

【思考题】

关于鼻腔滴药技术的说法不正确的是（　　　　）

A. 滴药前应该询问患者药物过敏史，认真查对药液质量

B. 操作者在操作前要洗手，避免交叉感染

C. 滴药时药瓶口、滴管口应该置于鼻前庭

D. 高血压鼻病患者忌用血管收缩剂

E. 药液流入口咽部感到药液苦味时也不必恐慌

第四节　常见管道及造口护理技术

患者携带的各种管道分别具有不同功能，对管道进行管理常作为治疗、观察病情的手段和判断预后的依据，也被称为"生命的管道"。作为社区护士，必须管理好这些管道，使其各置其位，各司其职，从真正意义上来提高护理服务的内涵。使患者从生理、心理、社会等方面达到正常生活的圆满状态。

一、鼻 饲 技 术

鼻饲技术是将胃管经鼻腔插入胃内，从管内灌注流质食物、水分和药物的技术。

【目的】

对意识障碍或不能由口进食者，以鼻胃管供给食物和药物，保证患者营养和治疗的需要。鼻饲技术常用于昏迷、口腔疾病、口腔手术后的患者，早产婴儿和病情危重的患者，拒绝进食的患者。

【评估】

1. 患者的意识状态、自理能力及合作程度。

2. 患者鼻腔状况（鼻腔黏膜有无肿胀、炎症、鼻中隔偏曲、息肉等），既往有无鼻部疾病。

【计划】

1. 护士准备　着装整洁，洗手，戴口罩。

2. 物品准备　鼻饲包（内有弯盘、治疗碗、持物钳2把、小药杯、纱布、液体石蜡），一次性胃管、50ml注射器、10ml注射器、温度计、无菌棉签、垫巾、橡皮筋、听诊器、手套、胶布。拔管时，治疗盘内盛治疗碗（内有纱布）、弯盘、乙醇、松节油、棉签等。

3. 环境准备　病室干净、整洁，必要时遮挡。

4. 患者准备　患者及家属了解胃管置入的目的及过程，并配合操作。

【实施】

1. 备齐用物，携至床边，核对解释。

2. 协助患者取坐位、半坐位或平卧头后仰位。垫巾铺于患者胸前，弯盘放颌下垫巾上。

3. 右手示指分别按压两侧鼻翼查看鼻腔是否通畅。棉签蘸水，清洁双鼻腔。

4. 插胃管

（1）测量插入胃管长度，由鼻尖经耳垂至胸骨剑突下，成人为45～55cm。

（2）液体石蜡浸润纱布，润滑胃管前端。

（3）戴手套，左手取托住胃管，右手持胃管前端沿一侧鼻孔缓缓插入，插至鼻咽部时嘱患者做吞咽动作，将胃管送至所需长度（图3-28）。为昏迷患者插管时应先协助患者去枕平卧，头向后仰，当胃管插入15cm时，左手将患者头部托起，使下颌靠近胸骨柄，缓缓插入胃管至预定长度。

（4）确定胃管在胃中，用胶布固定胃管于鼻翼及颊部。

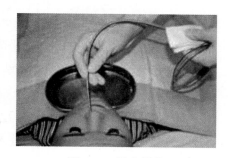

图3-28　插入胃管

笔 记 栏

5. 灌注

（1）摇高床头 30°～45°，50ml 注射器抽吸 20～30ml 温开水，连接胃管注入，持物钳夹闭胃管外口。

（2）抽取定量的鼻饲饮食或药物缓慢注入，注入后持物钳夹闭胃管外口。

（3）鼻饲毕，抽吸温开水 20～30ml 注入胃管，冲洗管腔。

6. 将胃管尾端反折，用纱布包裹，以橡皮筋系紧，置于患者枕旁或衣袋内。

7. 取下弯盘及垫巾，脱手套，协助患者取舒适卧位，整理床单位。

8. 整理用物，洗手，记录胃管置入时间、深度及鼻饲量。

【评价】

1. 留置过程顺利，插入位置及长度适宜。

2. 固定牢固，未发生胃管脱出及移位。

【注意事项】

1. 插管动作应轻柔，避免损伤食管黏膜。

2. 插管时如患者出现恶心，应停止插管，嘱患者做吞咽动作或深呼吸；如果插入不畅，应检查口腔，观察胃管是否盘在口中；如出现呛咳、呼吸困难、发绀等现象，表示误入气管，应立即拔出胃管，休息片刻后重新插入。

3. 证明胃管插入胃内的方法

（1）将听诊器放在患者胃部，用注射器迅速注入 10ml 空气，听到气过水声。

（2）胃管末端放入盛水碗中，无气泡溢出；如有大量气泡证明胃管误入气管。

（3）将胃管末端连接注射器可抽出胃液。

4. 留置胃管患者，灌注前先判断胃管是否在胃内，抽吸少许胃内容物，观察食物消化情况。

5. 鼻饲盘内用物每餐用后清洗，每日消毒。当注射器从胃管取下时，均须夹闭胃管外口，以防空气进入胃内。

6. 每次鼻饲量不超过 200ml，间隔时间不少于 2 小时，温度 38～40℃。

须服药者，应将药片研碎，溶解后再灌入。

7. 长期鼻饲者，应每天进行口腔护理，胃管应每周更换（晚上拔出），翌晨再由另一鼻孔插入。

8. 上消化道出血、食管静脉曲张或者梗阻，以及鼻腔、食管手术后的患者禁用鼻饲法。

【思考题】

1. 注入鼻饲液毕，再注入少量温开水的目的是（　　　）

A. 避免患者口渴　　　　　　B. 避免鼻饲液反流

C. 避免患者出现胃肠炎　　　D. 避免管腔堵塞

E. 避免患者消化不良

2. 为昏迷患者插胃管至 15cm 处要将头部托起，其目的是（　　　）

A. 加大咽喉部通道的弧度　　B. 以免损伤食管黏膜

C. 减轻患者痛苦　　　　　　D. 避免出现恶心

E. 避免出现不适感

3. 患者，男性，16 岁。因"再生障碍性贫血"收治入院，极度消瘦，不思饮食，医嘱鼻饲，在插胃管时不妥的做法是（　　　）

A. 向患者做好解释

B. 协助患者取半坐卧位

C. 插管前测量胃管插入的长度

D. 插管时患者有呛咳、呼吸困难，应暂停片刻

E. 插入一定长度后检查胃管是否在胃内

二、留置导尿技术

留置导尿是指在严格无菌操作下，将导尿管经尿道插入膀胱，将导尿管保留在膀胱内，引流尿液的方法。

【目的】

1. 抢救危重患者时，准确记录每小时尿量、测量尿比重，以密切观察病情变化。

2. 某些泌尿系统手术后留置导尿管，便于引流和冲洗，减轻手术切口的张力，以促进切口的愈合。

3. 为盆腔内器官手术前排空膀胱，使膀胱保持空虚状态，避免手术中出现误伤。

4. 为尿失禁或会阴部有损伤的患者引流尿液，以保持局部干燥、清洁。

5. 为尿失禁患者行膀胱功能训练。

【评估】

1. 患者性别、年龄、尿道情况。

2. 患者膀胱充盈度、会阴损伤情况。

3. 患者意识状态、心理状况及配合程度。

【计划】

1. 护士准备　着装整洁，洗手，戴口罩。

2. 物品准备　无菌导尿包（弯盘、导尿管、小药杯、无菌棉球、血管钳2把、洞巾、标本瓶、润滑油棉球瓶、无菌纱布）、治疗碗、消毒液棉球、血管钳或镊子1把、弯盘、手套或指套。无菌持物钳和容器、消毒溶液、无菌纱布罐、小橡胶单和治疗巾、便盆及便盆巾、浴巾、屏风。无菌硅胶气囊导尿管（16～18号）、无菌生理盐水、10ml无菌注射器、无菌集尿袋、宽胶布、别针、橡皮圈、备皮用物等。

3. 环境准备　病室干净整洁，调室温，遮挡患者。

4. 患者准备　患者及家属了解留置导尿的目的及过程，并配合操作。

【实施】

1. 女性患者留置导尿术

（1）备齐用物，核对，解释，取得患者配合。

（2）操作者站在患者的右侧，助患者脱对侧裤腿，盖在近侧腿部，并盖上浴巾，对侧腿用盖被遮盖；患者取仰卧屈膝位，两腿略外展，露出外阴。

（3）将小橡胶单和治疗巾垫在患者臀下，弯盘置于外阴旁；治疗碗内倒入消毒溶液，浸湿棉球。

（4）左手戴手套，右手持血管钳夹取棉球由外向内、自上而下，消毒阴阜、大阴唇，接着以左手分开大阴唇，消毒小阴唇和尿道口；污染棉球置于弯盘内；消毒完毕，脱下手套于治疗碗内，将碗及弯盘移至床尾。

（5）导尿包在患者两腿之间打开，用无菌持物钳按顺序排列包内的无菌物品；倒消毒液于小药杯内，浸湿棉球。

（6）戴无菌手套，铺洞巾，使洞巾和包布内层形成一无菌区；选择合适的导尿管，用液体石蜡棉球润滑导尿管前端。

（7）左手拇指、示指分开并固定小阴唇，右手持钳夹取消毒棉球自尿道口开始由内向外、自上而下依次消毒尿道口、两侧小阴唇、再尿道口。污棉球、小药杯及用过的血管钳置床尾弯盘内。左手仍固定小阴唇。

（8）右手将无菌弯盘置于会阴旁，嘱患者张口呼吸，用另一血管钳夹持导尿管对准尿道口，轻轻插入4～6cm，见尿后，再插入5～7cm。向气囊内注入无菌生理盐水5～10ml，夹紧气囊管末端，轻拉导尿管有阻力感，即可证实导尿管已固定于膀胱内。

（9）移去洞巾，将导尿管末端与集尿袋的引流管接头处相连，开放导尿管，用橡皮圈及安全别针将集尿袋的引流管固定于床单上，集尿袋应置低于膀胱的高度。

（10）脱去手套置弯盘内；撤出小橡胶单和治疗巾，放治疗车下层；清洁外阴部，协助患者穿好衣裤，取舒适体位，清理用物。

（11）整理床单位，洗手，记录。

2. 男性患者留置导尿术

（1）消毒左手用纱布包裹、提起阴茎，将包皮向后推至冠状沟，暴露尿道口。右手以持物钳夹取碘伏棉球自尿道口旋转消毒至冠状沟，共3遍。以持物钳夹取碘伏棉球消毒阴茎，腹侧至阴囊上部皮肤，共2遍。

（2）插导尿管润滑尿管后，左手提起阴茎，与腹壁成60°角，右手将导尿管轻轻插入尿道18～20cm，见尿流出后，再插5～7cm（图3-29）。向导尿管气囊内注入0.9%氯化钠注射液5～10ml，固定导尿管，导尿管与尿袋连接。将尿袋穿出孔巾孔，经大腿下方至床沿用别针或S形挂钩固定于床上。

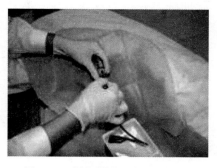

图3-29　提起阴茎，插入导尿管

3. 拔除尿管

（1）右手持 10ml 注射器抽出尿管气囊内的液体，嘱患者深呼吸，左手持无菌纱布，拔除尿管，纱布擦拭尿道口。

（2）整理用物，协助患者取舒适体位。

【评价】

1. 操作中注意保护患者自尊，患者身心痛苦减轻。

2. 操作方法正确，符合无菌技术原则和操作规程，达到导尿目的。

3. 尿液引流通畅，尿液颜色、性状正常，无血尿等。

【注意事项】

1. 保持引流通畅，引流管应妥善放置，避免导管受压、扭曲或阻塞。

2. 防止逆行感染

（1）保持尿道口的清洁，用消毒液棉球擦拭女性患者外阴和尿道口，男性患者擦拭尿道口、龟头和包皮周围皮肤，每日 1~2 次。

（2）每日定时更换集尿袋，记录尿量，集尿袋应低于耻骨联合，防止尿液逆流。

（3）每周更换导尿管 1 次，硅胶导尿管可酌情适当延长更换时间，防止逆行感染和尿盐沉积阻塞导尿管。

（4）患者离床活动时，引流管和集尿袋应安置妥当，不可高于耻骨联合，以防尿液逆流。

（5）如病情允许，应鼓励患者多饮水，勤更换卧位，通过增加尿量，达到自然冲洗尿道的目的。若发现尿液混浊、沉淀或出现结晶，应及时进行膀胱冲洗，并每周查尿常规一次。

3. 训练膀胱的反射功能，可采用间歇性引流夹管方法。夹闭导尿管，每 3~4 小时开放一次，使膀胱定时充盈、排空，促进膀胱功能的恢复。

【思考题】

1. 为女性患者导尿前彻底清洗外阴是为了（　　　）

A. 使患者清洁　　　　　　　　B. 易暴露尿道口

C. 防止污染导尿管　　　　　　D. 减少医源性感染

E. 使患者舒适

2. 由于男性尿道有两个弯曲，所以导尿时要特别注意（　　　）

A. 尿管插入 20cm 左右

B. 动作要轻，掌握解剖特点，避免损伤黏膜

C. 使阴茎与腹壁成 60° 角

D. 固定尿管要牢固

E. 注意清洁

3. 患者，男性，48 岁。因腹部有一肿块来院就诊，诊断为肾积水，手术后留置导尿管，在下列护理中错误的一项是（　　　）

A. 每日定时倒尿液，倒尿时引流管须低于耻骨联合

B. 每周更换引流管及贮尿瓶一次

C. 每周更换导尿管一次，鼓励患者多饮水

D. 保持尿道口清洁，防止感染

E. 发现尿液混浊沉淀应进行膀胱冲洗

三、膀胱冲洗技术

膀胱冲洗是指通过导尿管将无菌溶液注入膀胱内，再利用虹吸原理将注入的液体引流出来的方法。

【目的】

1. 清洁膀胱，去除膀胱内的血凝块、黏液及沉淀物等，预防感染。
2. 对留置导尿管的患者，保持尿液引流通畅，防止尿管阻塞。
3. 治疗尿路感染及某些膀胱疾病，如膀胱炎、膀胱肿瘤等。

【评估】

1. 患者生命体征及是否适合实施膀胱冲洗术。
2. 患者意识状态、心理状况及配合程度。

【计划】

1. 护士准备　着装整洁，洗手，戴口罩。

2. 物品准备

（1）开放式膀胱冲洗术：膀胱冲洗盘（内置：治疗巾、膀胱注洗器、治疗碗、纱布、持物钳、药杯、棉球）、启瓶器、消毒棉签、大持物钳及容器、小持物钳及容器套、75% 乙醇溶液、清洁手套、污物罐、手消液。

（2）密闭式膀胱冲洗术（适用于留置三腔导尿管的患者）：消毒棉签、输液调节器、启瓶器、网套、输液架、血管钳、弯盘、一次性尿垫、污物罐、手消液。

（3）常用冲洗溶液：0.02% 呋喃西林注射液、0.9% 氯化钠注射液、3% 硼酸液、氯己定溶液、0.1% 新霉素溶液等。

3. 环境准备　调室温，酌情使用屏风遮挡。

4. 患者准备　患者及家属了解膀胱冲洗的目的及过程，并配合操作。

【实施】

1. 如患者无留置尿管，按留置导尿术方法留置导尿管，排空膀胱。

2. 根据不同冲洗方式，进行膀胱冲洗。

（1）开放式膀胱冲洗术

1）按铺无菌治疗盘法准备膀胱冲洗盘，戴手套，取无菌治疗巾铺于尿管下，分开导尿管与集尿袋引流管连接处，无菌纱布包裹集尿袋引流管头。取 75% 酒精棉球消毒导尿管口，无菌纱布包裹。

2）膀胱注洗器吸取冲洗液，连接导尿管，注入冲洗液 200～300ml，取下注洗器，让引流液自行流出或松开球囊抽吸。反复冲洗，直至流出澄清液。

3）冲洗完毕，消毒导尿管口、引流管接头并连接，或重新更换引流袋。

（2）密闭式膀胱冲洗术：适用于留置三腔导尿管的患者。

1）启开冲洗液瓶铝盖，消毒，连接输液器，排气后备用。一次性尿垫置于尿管下，消毒三腔导尿管未连接引流袋的一端，连接输液器末端。

2）夹闭引流管，打开输液器调节阀，使冲洗液滴入膀胱。待患者有尿意或滴入冲洗液 200～300ml 后，关闭输液器调节阀，开放引流管，将冲洗液全部引流出来。

3）按需要反复冲洗。

3. 协助患者取舒适卧位，整理床单位。

4. 整理用物，洗手，记录膀胱冲洗时间、冲洗液种类、冲洗量。

【评价】

操作正确、熟练，遵循无菌原则。

【注意事项】

1. 严格无菌操作，防止感染，防止导尿管和引流管接头污染。避免用力回抽造成黏膜损伤。

2. 冲洗速度不宜过快，以免引起患者强烈尿意，迫使冲洗液从导尿管侧面溢出。

3. 冲洗过程中要密切观察，若引流的液体量少于灌入的液体量，可考虑是否为血块或脓液阻塞，可增加冲洗次数或更换导尿管。

4. 冲洗过程中询问患者感受，观察患者反应及引流液性状，若患者出现腹胀、腹痛、膀胱剧烈收缩或出血较多、血压下降等情况，应暂停冲洗并立即报告医生。

5. 如滴入治疗药物，须在膀胱内保留 30 分钟后再引流出体外。

【思考题】

1. 对膀胱冲洗的患者，每天饮水量应维持在（　　　）

A. 500ml 左右　　　　　　　B. 1000ml 左右

C. 2000ml 左右　　　　　　　D. 5000ml 左右

E. 10 000ml 左右

2. 关于膀胱冲洗的说法错误的是（　　　）

A. 避免用力回抽造成黏膜损伤

B. 若引流的液体量少于注入的液体量，应考虑是否有阻塞发生

C. 冲洗速度不宜过快

D. 冲洗过程中询问患者感受

E. 膀胱注洗器吸取冲洗液时，注入冲洗液 500ml，取下注洗器

四、结肠造口护理技术

结肠造口是指为了治疗某些肠道疾病（如直肠癌等），在腹壁上所做的人

笔 记 栏

工开口，并将一段肠管拉出开口外，翻转缝于腹壁，从而形成结肠造口。其作用是代替原来的会阴部肛门行使排便功能。

【目的】

1. 保持造口周围皮肤的清洁，预防及减少造口并发症的发生。
2. 帮助患者掌握正确护理造口的方法。

【评估】

1. 造口类型及造口功能状况，有无并发症的发生。
2. 患者或家属对造口自我护理技巧的掌握程度。

【计划】

1. 护士准备　着装整洁，洗手，戴口罩。
2. 用物准备
（1）治疗车上层：清水棉球或纱布，棉签，一次性换药盘，弯头剪刀，造口袋，夹子，一次性手套，造口尺，卫生纸（可患者自备），快速手消毒液；需要时备造口粉、防漏膏、皮肤保护膜。
（2）治疗车下层：医疗垃圾桶、生活垃圾桶。
3. 环境准备　关闭门窗，室温适宜，隔离帘遮挡。
4. 患者准备　患者及家属配合操作。

【实施】

1. 核对，携用物至患者床旁，协助患者取舒适卧位，必要时使用屏风遮挡。

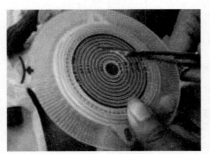

图 3-30　修剪造口底盘

2. 戴手套，由上向下撕离已用的造口袋，并观察内容物。
3. 清水棉球或纱布清洁造口及周围皮肤，并观察周围皮肤及造口的情况。
4. 用造口量度表测量造口的大小、形状。
5. 画线，做记号。沿记号修剪造口袋底盘（图 3-30），必要时可涂防漏膏、保护膜。

笔记栏

6. 撕去粘贴面上的纸，按照造口位置由下而上将造口袋贴上，夹好便袋夹。

7. 脱手套。

8. 协助病人取舒适卧位，整理床单位，询问病人需要。

9. 处理用物。

10. 洗手，记录。

【评价】

1. 操作方法正确。

2. 造口黏膜及周围皮肤正常，无并发症。

【注意事项】

1. 更换造口袋时注意造口与伤口的距离，保护伤口，防止袋内容物排出污染伤口。

2. 贴造口袋前应保证造口周围皮肤干燥。撕离造口袋时注意保护皮肤，防止皮肤损伤。

3. 造口袋底盘与造口黏膜之间保持适当空隙（1~2mm），缝隙过大粪便刺激皮肤易引起皮炎，缝隙过小底盘边缘与黏膜摩擦将会导致不适甚至出血。

4. 观察造口周围皮肤的血运情况，并定期手扩造口，防止造口狭窄。

【思考题】

关于结肠造口技术护理方法的叙述错误的是（　　　）

A. 更换造口袋时注意造口与伤口的距离

B. 撕离造口袋时注意保护皮肤，防止皮肤损伤

C. 造口袋底盘与造口黏膜之间保持适当空隙

D. 贴造口袋前应保证造口周围皮肤干燥

E. 患者不需要学会造口自我护理方法

五、尿路造口护理技术

尿路造口是一种全膀胱切除后用自身截取的一小段回肠，建立一个新的

膀胱和新的排泄途径，截取的回肠上端与左右输尿管吻合，下端与腹壁处建立一个造瘘口，从而形成尿路造口，进行排泄。

【目的】

1. 更换引流袋，防止逆行感染。
2. 保持造口周围皮肤的清洁，使患者感觉舒适。
3. 帮助患者及家属正确掌握护理造口的方法。

【评估】

1. 造口评估　色泽、高度、直径、颜色、黏膜、分泌物、水肿、血液循环等。
2. 造口周围皮肤评估　完整、破损、干湿度、分泌物、旁疝、炎症等。

【计划】

1. 护士准备　着装整洁，洗手，戴口罩。
2. 用物准备　治疗车上层：一次性换药包、纱布、干棉签、弯头剪刀、尿路造口底盘、尿路造口袋、一次性尿袋、一次性手套、造口测量尺、造口粉、防漏膏、皮肤保护膜、垫巾。治疗车下层：医疗垃圾桶、生活垃圾桶。
3. 环境准备　关闭门窗，室温适宜（18～20℃），隔离帘遮挡。
4. 患者准备　患者及家属了解尿路造口护理的目的及过程，并配合操作。

【实施】

1. 核对，携用物至患者床旁，协助患者取舒适卧位，必要时使用隔离帘遮挡。
2. 戴手套。由上向下轻轻揭下已用的造口袋、底盘。并观察尿液的颜色及周围皮肤。
3. 用温水纱布清洁造口及周围皮肤，并观察周围皮肤及造口的情况。
4. 用造口测量尺测造口的大小、形状（图3-31）。
5. 根据测量的造口的大小在底盘上画线，做记号（图3-32），沿记号修剪造口袋底盘。
6. 必要时可涂护肤粉、皮肤保护膜、防漏膏（用于凹凸不平的造口，以起到填平、防漏的作用）。

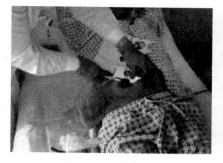

图 3-31　测量造口

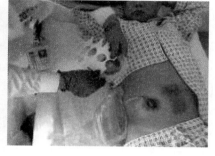

图 3-32　画线、做记号

7. 按照造口位置由下而上将造口底盘贴上（图 3-33），将尿路造口袋扣在底盘上。

8. 检查造口袋粘贴是否牢固。嘱病人用手捂在造口袋上 15 分钟，让底盘粘贴得更牢固，防止漏尿。

9. 脱手套。

10. 协助病人取舒适卧位，整理床单位，询问病人需要。

11. 处理用物。

12. 洗手，记录。

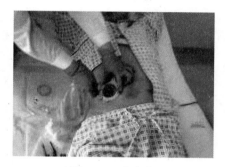

图 3-33　贴底盘

【评价】

1. 操作方法正确。
2. 造口黏膜及周围皮肤正常，无并发症。

【注意事项】

1. 更换造口袋时注意造口与伤口的距离，保护伤口，防止尿液排出污染伤口。

2. 揭开造口袋时注意保护皮肤，防止皮肤损伤。贴造口袋前应保证造口周围皮肤干燥。

3. 造口袋底盘与造口黏膜之间保持适当空隙（1～2mm），缝隙过大，尿液刺激皮肤易引起皮炎；缝隙过小，底盘边缘与黏膜摩擦将会导致肠黏膜

笔 记 栏

血运不良甚至出血。

4. 对于毛发重的患者，扣袋前应及时剔除毛发，以预防毛囊炎的发生。

5. 均衡饮食，忌辛辣刺激食物，多饮水，每天 2000ml 以上。

【思考题】

关于尿路造口护理技术的说法错误的是（　　　　）

A. 更换造口袋时注意造口与伤口的距离，保护伤口

B. 揭开造口袋时注意保护皮肤，防止皮肤损伤

C. 造口袋底盘与造口黏膜之间保持适当空隙

D. 对于毛发重的患者，扣袋前应及时剔除毛发

E. 每天饮水 1000ml 以上

第五节　社区其他常用护理技术

一、预防压疮护理技术

绝大多数压疮是能够预防的，关键在于消除其发生的诱因。精心科学的护理，可以将压疮的发生率降到最低程度，因此社区护士需熟练掌握预防压疮的护理技术。

【目的】

1. 促进皮肤的血液循环，预防压疮等并发症的发生。
2. 观察患者的一般情况，满足其身心需要。

【评估】

1. 皮肤的清洁程度，有无受压、发红等异常情况。
2. 患者及家属对有关预防压疮知识的了解程度。
3. 患者的病情，肢体活动能力及理解合作能力。

【计划】

1. 护士准备　着装整洁，洗手，戴口罩。

2. 用物准备　毛巾、大浴巾、水温计、脸盆（内盛 50～52℃温水）、50% 乙醇、屏风。

3. 环境准备　关闭门窗，室温适宜，隔离帘遮挡。

4. 患者准备　患者及家属了解预防压疮操作的目的及过程，并配合操作。

【实施】

1. 携用物至床旁，核对，解释。

2. 调节室温在 24～26℃以上，拉上窗帘或用屏风遮挡。将盛有温水的脸盆放于床旁椅上。

3. 脱去上衣，协助患者俯卧或侧卧，露出背部。将大浴巾平铺于患者身下，一半盖于患者上半身。

4. 温水擦洗　用小毛巾依次擦净患者的颈部→肩部→背部→臀部。

5. 按摩背部　按摩者斜站于患者右侧，两手掌蘸少许 50% 乙醇以手掌的大、小鱼际做按摩。从臀部上方开始，沿脊柱两旁向上按摩，至肩部时，用力稍轻，以环形按摩，再向下至腰部、骶尾部。如此有节奏地按摩数次。再用拇指指腹蘸 50% 乙醇由骶尾部开始沿脊柱按摩至第 7 颈椎处（图 3-34）。

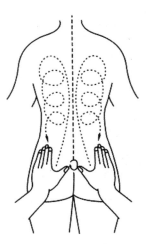

图 3-34　背部按摩

6. 受压处局部按摩。用手掌的大小鱼际蘸少许 50% 乙醇紧贴皮肤，压力均匀地按向心方向按摩，由轻到重，再由重到轻，每次 3～5 分钟。

7. 按摩毕，用毛巾擦去皮肤上的乙醇，撤去大浴巾，协助患者穿好衣服，并取舒适卧位。

8. 清理用物，整理床单位。

9. 洗手，记录。

【评价】

1. 消除了产生压疮的因素，患者感觉舒适，皮肤保持完好状态。

2. 患者及家属学会了一定的预防压疮知识和技能，并能参与自我护理。

笔 记 栏
. . . .

【注意事项】

1. 操作中注意监测患者的心率、血压及呼吸情况，如有异常应立即停止操作。

2. 按摩中要随时观察患者的反应，按摩力量适中，避免不适当按压导致的皮肤受损。

3. 如皮肤已经有轻度压伤，不可在受压处按摩，以防加重损伤。

4. 操作中，应随时注意患者的保暖，为患者盖好浴毯。

5. 护士操作中，应符合人体力学原则，注意节时省力。

【思考题】

1. 仰卧位时，病人最易发生褥疮的部位是（　　　）

A. 枕骨粗隆　　　　　B. 肩胛部　　　　　　C. 肘部

D. 骶尾部　　　　　　E. 坐骨结节

2. 关于背部按摩，说法错误的是（　　　）

A. 为肥胖患者按摩时应用较大力量

B. 皮肤已经有轻度压伤，要经常在受压处按摩，防止压疮

C. 按摩中要随时观察患者反应

D. 操作中要避免沾湿床单，防止患者受凉

E. 调节室温在 24～26℃以上

3. 林老先生脑中风左侧肢体瘫痪，为预防压疮发生，最好的护理方法是（　　　）

A. 每 2 小时为他翻身按摩 1 次

B. 每天请家属看他皮肤是否有破损

C. 给他用气圈

D. 让其保持左侧卧位

E. 鼓励他做肢体功能锻炼

二、快速血糖测定技术

快速血糖测定是一种快速有效监控血糖的手段，由于其对患者的损伤

小，在临床广泛应用。其准确性直接影响到疾病的诊断、治疗和护理。

【目的】

监测患者血糖水平，评价代谢指标，为临床治疗提供依据。

【评估】

1. 患者的皮肤情况，有无受损情况。
2. 患者进食水情况，是否符合空腹或者餐后 2 小时血糖测定的要求。

【计划】

1. 护士准备　着装整洁，洗手，戴口罩。
2. 用物准备　乙醇、血糖检测仪、弹射式扎指针、血糖接触用芯片。
3. 环境准备　光线明亮，室温适宜。
4. 患者准备　患者了解血糖监测的目的、方法、配合要点，取得患者合作。

【实施】

1. 核对医嘱，明确近期血糖检验结果。
2. 携用物至患者床旁，核对床号、姓名，再次确认检测项目；对穿刺手指温暖并按摩或手臂短暂下垂，增加血液循环。
3. 乙醇消毒所选手指，待干；告知患者穿刺时手指不要移动，以免影响穿刺效果。
4. 用弹射式扎指针扎中指或环指，拭去第一滴血液，用接触芯片蘸手指上的血，插入检测仪中，待仪器自动检测出血糖，等稳定不变时就是所测的血糖值。
5. 指导患者用无菌棉签按压 1～2 分钟。
6. 清理用物，读数、记录。

【评价】

1. 操作动作熟练、规范。
2. 与患者沟通自然，语言通俗易懂，能保护患者隐私。

笔记栏
. . . .

【注意事项】

1. 测血糖前，确认血糖仪上的号码与试纸号码一致。

2. 确认患者乙醇消毒手指干透后再实施采血。指尖需清洁、完全干燥，切忌使用任何含碘消毒剂。

3. 刺破皮肤后勿用力挤压，以免组织液混入血样，造成检测结果偏差。

4. 滴血量，应使试纸测试区完全变成红色。

5. 避免试纸发生污染。血样不能重复添加。

【思考题】

关于监测血糖的说法正确的是（   ）

A. 手指消毒时使用碘酒

B. 手指消毒时使用乙醇

C. 任何血糖试纸都适用于同一个血糖仪

D. 采血针可以重复使用

E. 试纸应放在冰箱保存

三、简易通便技术

【目的】

软化粪便，解除便秘，协助患者排便。

【评估】

1. 患者的认知能力。

2. 患者排便情况。

3. 患者产生便秘的原因。

【计划】

1. 护士准备　衣帽整洁，洗手，戴口罩。

2. 物品准备　床或椅子、便盆、卫生纸等。

3. 环境准备　安全、安静、整洁、舒适，注意遮挡患者。

4. 患者准备　患者了解训练目的，配合操作。

【实施】

1. 核对，解释。

2. 协助患者取左侧卧位，脱下裤子至膝部，膝部弯曲，暴露肛门。

3. 戴上指套或手套，嘱患者张口深呼吸，尽量放松。

4. 使用各种通便剂。

（1）开塞露使用法

1）取下开塞露塑料囊顶端帽盖，先挤出少量药液润滑开口处。

2）捏住塑料囊膨大部位，将胶囊颈部轻轻全部插入肛门，将药液全部挤入。

3）取出塑料囊，包于卫生纸内丢弃，嘱患者保留药液5～10分钟后排便。

（2）甘油栓使用法

1）捏住栓剂底部，轻轻插入肛门至直肠内。

2）抵住肛门处轻轻按揉，忍耐5～10分钟后再排便。

（3）肥皂栓使用法

1）将普通肥皂削成圆锥形（底部直径约1cm、长约3.4cm）。

2）将肥皂栓蘸热水后轻轻插入肛门，忍耐5～10分钟后再排便。

5. 协助患者穿裤，取舒适卧位，不能下床者，将便器、卫生纸放于易取处。

6. 整理用物，洗手，记录通便效果。

【评价】

患者排出粪便，不适感消失。

【注意事项】

1. 鼓励家属积极参与，并掌握正确的通便方法。

2. 甘油栓必须插入肛门括约肌以上，并确定栓剂靠在直肠黏膜上，若插入粪块，则不起作用。

3. 有肛门黏膜溃疡、肛裂及肛门剧烈疼痛者，不宜用肥皂栓通便。

笔 记 栏

4. 指导患者多食含纤维素类的食物，如蔬菜、水果、豆类和谷类制品。餐前喝热饮料和果汁，适量增加每日的液体摄入量，不少于 2000ml/d，以促进肠蠕动，刺激排便。

5. 鼓励患者适当运动，如散步、打太极拳等。

6. 教会患者环形按摩的方法，沿结肠解剖位置由右向左环形按摩，可促使降结肠的内容物向下移动，并可增加腹内压，促进便意。

【思考题】

以下说法正确的是（　　　　）

A. 甘油栓必须插入肛门括约肌以上

B. 肛门黏膜溃疡，用肥皂栓通便

C. 开塞露插入后，立即排便

D. 教会患者环形按摩的方法，由左向右环形按摩

E. 便秘者，少吃含纤维素的食物

（邓　红　刘东玲）

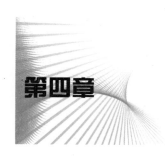

第四章

社区急救护理技术

第一节　社区常用急救护理技术

一、心肺复苏术

心肺复苏（cardiopulmonary resuscitation，CPR），即针对呼吸和循环骤停所采取的抢救措施，以人工呼吸替代自主呼吸并恢复自主呼吸，以心脏按压形成暂时的人工循环并诱发心脏的自主搏动，达到复苏和挽救生命的目的。各种原因引起的心跳、呼吸停止，如不及时地抢救，4～6分钟后，患者脑和其他重要器官、组织会发生不可逆损害，因此必须就地抢救，立即采取复苏措施。

【目的】

1. 通过心肺复苏术，建立患者的循环、呼吸功能。
2. 恢复患者的心跳、呼吸和意识，保障重要脏器血液供应。

【评估】

1. 环境是否安全。
2. 患者是否意识丧失、大动脉搏动消失、呼吸停止、瞳孔散大固定。
3. 心电图是否为心室纤颤、无脉性室性心动过速等。

【计划】

1. 护士准备　着装整洁，熟练掌握心肺复苏操作。
2. 物品准备　心外按压板、脚凳、手电筒、血压计、听诊器、简易呼吸器、

笔　记　栏
. . . .

吸氧管、手消液、除颤仪、导电糊（也可使用生理盐水纱布代替）、特护记录单、急救车。

3. 环境准备　环境安全、宽敞，患者家属离开抢救现场。

【实施】

1. 成人心肺复苏术

（1）判断环境是否安全。

（2）判断意识、呼吸和循环："轻拍重喊"（双手轻拍患者双肩，大声呼叫"喂！你怎么了"），若无反应则判断为意识丧失；检查患者呼吸是否正常（无呼吸或仅有喘息），同时判断循环，右手示指和中指并拢，以患者喉结为标志，沿着甲状软骨向一侧滑行至胸锁乳突肌凹陷处，触摸有无颈动脉搏动，在 10 秒内完成。

（3）呼救：检查无反应，报告"患者意识丧失"，大声呼叫"快来人抢救"或电话求救，开始抢救，准备除颤仪。

（4）摆复苏体位：患者平卧于硬木板或地板上，解开患者领口、腰带等束缚。撤去枕头、被子，暴露胸部并松裤带，背部垫按压板。

（5）胸外按压，连续 30 次胸外按压，再进行 2 次人工呼吸。

1）按压部位：胸骨中下段或胸部正中两乳头连线的中点。

2）按压方法：一手掌置于按压位置，另一手掌根平行重叠压在其手背上，两手手指相扣，手指与肋骨平行上翘，肘关节伸直，掌跟按压，用身体重力垂直向下按压，每次按压后胸廓充分回弹，掌根不要离开胸壁，不可在按压后倚靠于患者胸上。

3）按压深度：胸骨下陷 5～6cm。

4）按压频率：每分钟 100～120 次，按压放松时间比为 1∶1。

（6）开放气道：清除口鼻分泌物，取出活动义齿，采用仰头举颏法打开气道。

（7）人工呼吸

1）口对口人工呼吸 2 次，用嘴唇包住患者口部，拇指与示指捏住患者鼻孔，吹气的同时观察胸廓有无起伏，频率为成人 10～12 次 / 分。

2）简易呼吸器面罩给氧，EC 手法固定（用一只手的拇指、示指扣于面罩上下边缘形如"C"，中指、环指、小指提起下颌骨形如"E"）。

3）胸外按压与人工呼吸配合比例为 30∶2。

（8）除颤仪到达后，对于心室纤颤或无脉性室性心动过速，立即给予电除颤，除颤后即行心肺复苏术。

（9）操作 5 个循环后，再次判断患者呼吸及颈动脉搏动情况。

（10）如患者心跳、呼吸恢复，继续评估患者的血压、呼吸、瞳孔、末梢循环等情况，保持呼吸循环稳定。

（11）采取舒适体位，安慰患者，继续高级生命支持。

（12）洗手，记录抢救时间及具体抢救措施、用药情况及患者的病情变化，整理用物。

2. 婴幼儿心肺复苏术

（1）判断环境是否安全。

（2）判断意识、呼吸和循环：轻拍幼儿双肩，并大声呼叫："宝宝！你怎么了？"对于婴儿，轻拍足底。如患儿无反应，快速检查是否有呼吸。触摸脉搏、婴儿肱动脉、儿童颈动脉或股动脉，在 10 秒内感觉是否有脉搏。

（3）呼救：如没有自主呼吸，或呼吸不正常，10 秒内无法确认触摸到脉搏，或脉搏明显缓慢（60 次 / 分），需大声呼救，开始进行心肺复苏，准备除颤仪。

（4）患儿取平卧位，撤去枕头被子，撤除床头，暴露胸部并松裤带，垫按压板。

（5）立即行连续胸外按压 30 次（单人施救者）（图 4-1）或 15 次（两名医务人员为婴儿和儿童进行复苏），再给予人工呼吸。

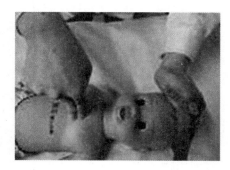

图 4-1　婴幼儿单人心外按压

1）按压部位：两乳头连线的中点下方。

2）按压方法：儿童胸外按压时使用单手或双手按压法，婴儿胸外按压时，单人使用双指按压法，双人使用双手环抱法，拇指置于胸部中央，乳头连线正下方。

3）按压深度：至少为胸部前后径的 1/3（婴儿约为 4cm，儿童约为 5cm）。

4）按压频率：100～120 次 / 分（每次胸廓充分回弹）。

5）按压与通气比：单人为 30∶2，双人为 15∶2。

（6）开放气道：用纱布包裹手指，清除口鼻分泌物，采用仰头举颏法打开气道，怀疑可能存在头部或颈部外伤的患者，采用托颌法（图4-2）打开气道，当托颌法无法有效打开气道时，仍可使用仰头提颏法（图4-3）。

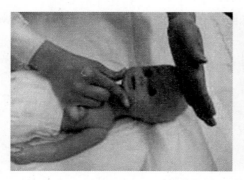 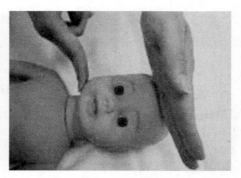

图4-2　托颌法　　　　　　　　　　　图4-3　仰头提颏法

（7）用简易呼吸器面罩给氧或口对口人工呼吸2次，"EC"手法固定，同时观察胸廓有无起伏，频率12～20次/分。

（8）除颤仪到达后，对于心室纤颤或无脉性室性心动过速，立即给予电除颤，除颤后立即行心肺复苏。

（9）操作5个循环后，再次判断患儿呼吸及颈动脉搏动情况。

（10）如患儿心跳、呼吸恢复，继续评估患者的血压、呼吸、瞳孔、末梢循环等情况，保持呼吸循环稳定。

（11）采取舒适体位，安慰患儿，继续高级生命支持。

（12）洗手，记录抢救时间及具体抢救措施、用药情况及患者的病情变化，整理用物。

【评价】

1. 患者大动脉搏动可触及、心跳恢复。

2. 呼吸恢复。

3. 瞳孔由大变小，对光反射恢复。

4. 血压维持在60mmHg以上。

5. 口唇、面色转为红润。

6. 昏迷由深变浅。

【注意事项】

1. 就地抢救，争分夺秒，发现心搏骤停，立即启动急救系统，开始CPR，先进行胸外心脏按压，再开放气道、给予人工呼吸。胸外心脏按压和人工呼吸可单人或双人同时进行，按压与吹气的比例为：儿童和婴儿单人抢救按压呼吸比为30：2，双人为15：2，成人抢救均为30：2，每2分钟应更换按压者，更换时间不超过10秒。

2. 胸外按压的部位要准确，以免损伤肝、脾、胃等内脏。按压的力量要适宜，过猛过大，会使胸骨骨折，带来气胸或血胸。按压力量过轻，形成的胸腔压力过小，不足以推动血液循环。按压深度：成人至少5cm，儿童约为5cm，婴幼儿至少为胸部前后径的1/3，每次按压保证回弹。

3. 胸外按压频率不可忽快忽慢、冲击式按压、揉面式按压、搓搓板式按压，或用力不垂直等，以免影响按压效果，造成损伤。

4. 人工呼吸气量不宜过大，吹入时间不宜过长，以免发生急性胃扩张。吹气过程中，要注意观察患者气道是否通畅，胸腔是否有隆起。

5. 若经过30分钟的心肺复苏抢救，不出现复苏的表现，预示复苏失败。若有脉搏，收缩压保持在60mmHg以上，瞳孔处于收缩状态，应继续进行心肺复苏抢救。如患者深度意识不清，缺乏自主呼吸，瞳孔散大固定，表明脑死亡。心肺复苏持续1小时之后，心电活动不恢复，表示心脏死亡。患者出现尸斑时，可放弃心肺复苏抢救。

【思考题】

1. 成人心肺复苏时胸外按压与呼吸比为（　　　）

A. 15：2　　　　　　　　　B. 15：1

C. 30：2　　　　　　　　　D. 30：1

E. 10：2

2. 成人心肺复苏时胸外按压频率为（　　　）

A. 100～120次/分　　　　　B. 130～150次/分

C. 80～100次/分　　　　　 D. 150～170次/分

E. 80～130次/分

3. 简易呼吸器面罩给氧，采用的固定手法为（　　　）

笔 记 栏
. . . .

A. "ED" 手法　　　　　　　B. "CD" 手法

C. "BC" 手法　　　　　　　D. "CB" 手法

E. "EC" 手法

二、电 除 颤 术

成人最常见的非创伤性心搏骤停的原因是心室纤颤，终止心室纤颤最有效的方式就是电除颤，越早使用自动体外除颤仪（automated external defibrillators，AED）进行除颤，患者存活率越高。

【目的】

给心室纤颤、无脉性室性心动过速、心搏骤停的患者快速除颤，第一时间抢救。

【评估】

1. 患者的心电图、生命体征。
2. 患者的意识状态。

【计划】

1. 护士准备　着装整洁，熟练掌握电除颤仪（AED）的使用。
2. 物品准备　自动体外心脏除颤仪（AED）、导电糊或生理盐水湿纱布。
3. 环境准备　环境安全、安静、宽敞。

【实施】

1. 协助取平卧位，解开衣扣，检查有无金属类物品。
2. 涂导电糊　电极板涂以适量导电糊并在胸壁除颤部位匀开，或在除颤部位垫 4~6 层生理盐水湿纱布，电极与皮肤紧密接触，压力适当。
3. 放置电极　将标记为心底部的电极板（电极贴）放在患者的胸骨右缘第 2~3 肋间，另一标记为心尖部的电极板（电极贴）放在左腋前线第 5 肋间，两块电极板之间的距离间隔不超过 10cm。
4. 选择能量、充电　根据语音提示进行操作，按除颤仪上的"充电"按钮或电极板手柄上的"充电"按钮进行充电，心室纤颤为 250～300J，非同步复律，单向波除颤选择 360J；双向波除颤选择 200J。

5. 除颤　充电完成后，操作者不触碰患者及床铺，嘱他人"离开"，保证无人与患者接触，通过监护屏的线条观察患者的心电情况，双手加压，双手拇指按压电极板手柄上的"放电"按钮，放电除颤。

6. 在电击过程中，若一次除颤无效，则立即给予胸外心脏按压，5 个循环之后再给予患者电除颤。

7. 除颤完毕，关闭电源，擦干电极板，整理患者衣物。

【评价】

1. 护士操作熟练，除颤仪使用正确。

2. 监护屏显示为窦性心律或出现规则的室上性心律，可触及大动脉搏动，除颤成功。

【注意事项】

1. 避免将涂有导电糊的电极板表面互相摩擦来匀开导电糊，电击前去除患者身上的金属物品，胸壁及电极板手柄不能潮湿以免导电。

2. 两电极板位置放置正确，心底与心尖部不能交换位置。

3. 电极过程中，任何人不能接触患者、病床。

4. 已充电的除颤仪，避免开路放电，可进行机内放电。

5. 用完将除颤仪按钮转到"停 /off"档，并放回原位，备齐用物，以便下次取用。

【思考题】

1. 单向波除颤仪电除颤时选择（　　　）

A. 200J　　　　　　B. 150J　　　　　　C. 300J

D. 360J　　　　　　E. 250J

2. 标记为心底部的电极板（电极贴）放在（　　　）

A. 左腋前线第 5 肋间

B. 左腋前线第 4 肋间

C. 患者的胸骨右缘第 2～3 肋间

笔 记 栏
· · · · · · · · ·

D. 患者的胸骨右缘第 3～4 肋间

E. 腋中线

三、气管插管术

气管插管术是将气管导管，经口或鼻腔插入患者气管内，保持上呼吸道通畅的一种方法，也是一种气管内给药和抢救患者的技术。

【目的】

1. 保持呼吸道通畅，提供可靠的气道，防止反流，便于引流和观察。
2. 改善自主通气，减少无效腔，降低气道阻力，便于给氧和人工呼吸。

【评估】

1. 患者鼻腔、牙齿、张口度、颈部活动度、咽喉部情况。
2. 气管插管途径（经口或经鼻）和方法。
3. 患者意识状况。

【计划】

1. 护士准备　着装整洁，洗手，戴口罩，手套。
2. 物品准备　喉镜、电池 2 节、不同型号气管导管、导丝、牙垫、开口器、注射器、胶布、吸引装置、球囊 - 面罩、气管导管衔接管、给氧装置、听诊器。
3. 环境准备　安静、整洁、明亮。
4. 患者准备　配合护士操作，签定同意书。

【实施】

1. 核对，携用物至患者床旁，检查喉镜指示灯是否明亮，导管气囊是否漏气。
2. 用托颌法开放气道　将患者头后仰，双手将下颌向前、向上托起以使口张开，肩背部垫高，使口腔、声门和气管处于一条直线上。
3. 置入喉镜　球囊 - 面罩给氧，血氧饱和度 90% 以上才能开始插管，左手持喉镜柄将喉镜片由右口角放入口腔，将舌体推向一侧后使喉镜移至正中，见到悬雍垂顺舌背弯插入咽部，直到会厌显露，用力向前上方提起，使舌骨会厌韧带紧张，会厌翘起紧贴喉镜片，即显露声门。

4. 置入导管　右手拇指、示指及中指如持笔式持住导管（内置金属管芯，弯成一定角度，金属管芯前端不超过气管导管），由右口角进入口腔，双目经过镜片与管壁间的狭窄间隙监视导管前进方向，在声门开放时，准确轻巧地将导管尖端插入声门。当导管尖端入声门后，应拔出管芯后再将导管插入气管内。导管插入气管内的深度成人为 4~6cm，导管尖端至门齿的距离为 20~24cm。

5. 置入牙垫，退出喉镜。

6. 插管完成后，确认导管进入气管内再固定。确认方法有：①压胸部时，导管口有气流。②机械通气时，可见双侧胸廓对称起伏，并可听到双侧上下叶清晰的肺泡呼吸音，上腹部胃泡区听诊无气过水声。③如用透明导管时，吸气时管壁清亮，呼气时可见明显的"白雾"样变化。④良好的氧饱和度监测读数及 X 线检查，有助于导管位置的确定。

7. 气囊充气　用注射器使导管气囊充气 5~10ml。

8. 固定　用胶布固定牙垫和气管导管，整理用物。

9. 观察病情　保持气管导管通畅，湿化气道，随时了解气管导管的位置。

10. 拔管　患者神志清楚，生命体征平稳，呛咳反射恢复，咳痰有力，肌张力较好即可拔管，揭除胶布，置吸痰管于气管导管最深处，边拔管边吸痰，拔管后立即面罩给氧。

【评价】

1. 操作熟练，操作顺序有条理，有无菌观念。
2. 开放气道力量适中、动作轻柔、态度认真。
3. 插管时间把握得当，物品复原，整理到位。

【注意事项】

1. 插管前检查用物是否齐全实用，喉镜是否明亮，气囊是否漏气，所有用物均消毒。
2. 操作时应轻柔、敏捷、熟练、准确，避免操作时间过长导致缺氧甚至心跳呼吸骤停。

笔记栏

3. 操作喉镜时，切牙不可作为支撑点，用力不可过猛，以防牙齿损伤或脱落，口腔、咽喉部和鼻腔的黏膜损伤引起出血。

4. 选择合适的气管导管，导管内径过小，可使呼吸阻力增加；导管内径过大，或质地过硬都容易损伤呼吸道黏膜，甚至引起急性喉头水肿或慢性肉芽肿。导管过软容易变形，或因压迫、扭折而引起呼吸道梗阻。

5. 插管后及改变体位时应仔细检查导管插入深度，并常规听诊两肺的呼吸音。保证导管位置正确，导管插入太深可误入一侧支气管内，引起通气不足、缺氧或术后肺不张。太浅可因患者体位变动而意外脱出，导致严重意外发生。

【思考题】

1. 气管导管尖端至门齿的距离为（　　　　）

A. 18～20cm

B. 20～24cm

C. 24～26cm

D. 16～20cm

E. 14～18cm

2. 关于确认气管导管在气管内的方法叙述错误的是（　　　　）

A. 压胸部时，导管口有气流

B. 机械通气时，可见双侧胸廓对称起伏

C. 如用透明导管时，吸气时管壁清亮，呼气时可见明显的"白雾"样变化

D. 良好的氧饱和度监测读数

E. 上腹部胃泡区听诊有气过水声

四、人工呼吸机的使用

人工呼吸机是一种机械通气装置，用以维持和辅助患者呼吸运动，提高肺内气体交换功能，降低人体消耗，恢复呼吸，常用于各种病因所致的呼吸功能障碍的危重患者的抢救。

【目的】

1. 对呼吸功能不全的患者，改善气体交换功能、维持有效气体交换。

2. 减少呼吸肌做功。

笔记栏
．．．．．．．．．．

3. 维持适当的通气量，使肺泡通气满足机体需要，预防性机械通气治疗。

【评估】

1. 病房环境。
2. 患者呼吸道情况、气道分泌物的量及黏稠度、咳痰功能、面部皮肤完整性。
3. 患者的神志、合作程度、对疾病的认识。

【计划】

1. 护士准备　着装整洁，洗手，戴口罩，熟悉呼吸机的使用。
2. 物品准备　呼吸机、氧气、氧气连接装置、蒸馏水、鼻/面罩、固定头带。
3. 环境准备　宽敞、整洁、温湿度适宜，禁用手机。
4. 患者准备　配合护士操作，采取有效的呼吸方法。

【实施】

1. 核对解释　核对医嘱，携用物至患者床旁。与患者及家属解释呼吸机治疗中可能出现的各种症状、问题及处理措施，指导患者有规律的放松呼吸、呼吸机协调及排痰方法。
2. 体位　常用半坐卧位。
3. 安装连接　根据不同品牌呼吸机要求连接呼吸机各个部件（呼吸机管道、湿化罐加蒸馏水至水位线，温度 32～37℃ ），选择合适患者脸型的鼻/面罩，连接氧气，在吸氧状态下用头带将鼻/面罩正确固定于患者面部。
4. 检查　连接电源，接模肺、呼吸机自检，检查性能是否良好、有无漏气。
5. 选择模式、调节参数　根据患者情况选择合适的呼吸模式，通气模式通常有控制辅助通气（A/C）、压力支持通气（PSV）、持续正压通气（CPAP）、呼气末正压通气（PEEP）等。根据患者适应情况，逐渐增加吸气压力。
6. 密切监护　将呼吸机送气管末端与患者面罩或气管导管紧密连接，机械通气开始后，听诊双肺呼吸音，监测各项临床指标（生命体征、意识、呼吸情况）、通气参数、不良反应（气道干燥、面部皮肤破损、胃胀气、排痰障碍），保证呼吸通畅。

笔 记 栏
· · · · · · · · ·

7. 安置患者舒适体位，整理床单位，清理用物。

8. 洗手、记录。

9. 撤机　根据患者临床表现和病情稳定性决定是否撤去呼吸机。方法包括：逐步降低压力支持水平；减少通气时间，先撤离鼻／面罩，再撤呼吸机并消毒。

【评价】

1. 熟练开机，管道连接正确，人工呼吸机自检正常、参数设置合理。

2. 鼻／面罩松紧适合，管道无漏气，动作轻柔，与患者沟通良好。

3. 呼吸机治疗中病情观察正确全面，不良反应处理及时。

【注意事项】

1. 呼吸机使用的罩、管道、固定带、过滤网按要求定期清洁消毒或更换，及时倾倒集水瓶和管道里的水，避免水流入机器或气管内。

2. 如患者有自主呼吸，观察是否与呼吸机同步。

3. 密切观察原发病、自主呼吸恢复情况、生命体征及血气分析和电解质情况，判断通气量是否恰当。观察胸部两侧起伏是否对称，检查呼吸音的强度，如有异常，需及时汇报医生。

4. 避免将管道折叠或牵拉，防止脱出。

5. 湿化器内定期添加蒸馏水，使其保持在所需刻度处。控制温度，避免过高烫伤呼吸道。

6. 按时给患者翻身、吸痰、拍背、湿化痰液，促进痰液排出。

7. 做好口腔和皮肤护理，增加患者的舒适。

【思考题】

1. 呼吸机湿化罐内的水温控制在（　　　）

A. 25～35℃　　　　　　　　B. 30～40℃

C. 28～32℃　　　　　　　　D. 32～37℃

E. 35～40℃

2. 关于呼吸机的使用下列叙述错误的是（　　　）

A. 选择合适患者脸型的鼻／面罩

B. 湿化罐加蒸馏水至水位线

C. 用头带将罩固定于患者面部，连接氧气

D. 撤机逐步降低压力支持水平

E. 撤机时，先撤离面罩，再撤呼吸机并消毒

五、外伤止血术

外伤往往伴随出血，急性大出血是导致死亡的一个重要因素，当大动脉出血时，患者可于数分钟内死亡。因此当人体受伤出血时，应立即采取有效的止血措施，防止因急性大出血而导致休克，甚至死亡。

【目的】

根据不同的出血情况，采取简便有效的止血措施，如加压止血法、止血带止血法、指压止血法，达到迅速止血的目的，使出血量降至最低程度，减轻失血导致的后果。

【评估】

1. 患者的意识情况及出血部位和血管类型。

2. 患者损伤部位出血的颜色及速度。

【计划】

1. 护士准备　着装整洁，洗手、戴口罩。

2. 物品准备　无菌方纱或纱垫数块，无菌手套，无菌持物钳，无菌持物罐，止血带，绷带或三角巾，污物桶、灭菌注射用水/外用生理盐水，碘伏棉签。

3. 环境准备　保持环境安全、整洁。

4. 患者准备　采取合适的体位，保持镇定，获取止血相关知识，积极配合护士操作。

【实施】

1. 洗手、戴手套。

2. 快速查找出血部位，如视野不清，应用灭菌注射用水/外用生理盐水冲洗伤口，纱布擦拭血迹。根据不同出血部位选择合适的止血方法。

（1）指压止血法：用于动脉出血的一种临时止血方法，操作时，根据动脉情况，用手指、手掌或拳头在出血部位近心端按压止血。

1）面动脉指压法：用拇指压迫下颌骨角前约2cm的凹陷处的颌外动脉，用于眼睛以下部位、下颌骨以上部位的出血（图4-4）。

2）颞动脉指压法：压迫耳前、下颌关节上方的颞动脉，用于眼睛以上部位、头顶部和额部出血（图4-5）。

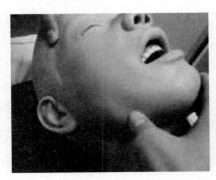 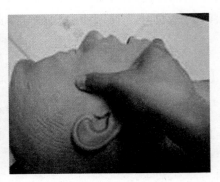

图 4-4　面动脉指压法　　　　　图 4-5　颞动脉指压法

3）耳后动脉指压法：压住耳后突起下面稍外侧的耳后动脉，用于头后部出血。

4）锁骨下动脉指压法：在锁骨上凹，胸锁乳突肌外缘向下内后方，对准第1肋骨，压住锁骨下动脉，用于腋窝和肩部出血。

5）肱动脉指压法：操作时，上肢外展与身体成90°角，手掌向上，用一手支撑患者上臂，另一手拇指可在上臂内侧肱二头肌内缘按压肱动脉，用于上臂远端或前臂出血（图4-6）。

6）桡动脉指压法：在腕关节内桡侧，按压跳动的桡动脉，用于手掌和手背出血。

7）指动脉指压法：用力捏住受伤手指两侧或者根部，即可止血。

8）股动脉指压法：协助患者屈腿，使肌肉放松，用大拇指压住股动脉的压点（大腿根部的腹股沟中点），用力向后压，

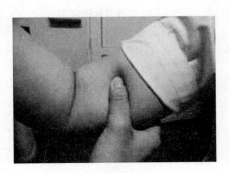

图 4-6　肱动脉指压法

为增强压力，另一手的拇指可重叠压力。

（2）加垫屈肢止血法：用于出血量较大、无骨折的患者，通常在使用指压止血法初步达到效果后使用，取无菌方纱覆盖出血点，盖上无菌纱垫，用绷带或三角巾做加压包扎。

1）肘窝、腘窝加垫屈曲止血法：若出血点在肢体关节如肘窝、腘窝等处，覆盖纱布后垫以纱布卷或绷带卷，使关节尽量弯曲，然后用绷带或三角巾固定于屈曲位，则可达到止血的目的（图4-7）。

2）颈部加垫屈曲止血法：若出血点在颈部，伤口覆盖无菌方纱后，将对侧上肢抬起作为支点，用绷带或三角巾加压包扎（图4-8）。

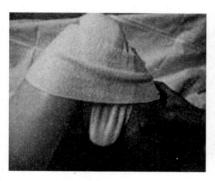

图4-7　腘窝加垫屈曲止血法

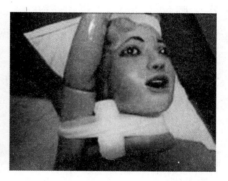

图4-8　颈部加垫屈曲止血法

3）腋窝加垫屈曲止血法：若出血点在腋窝，伤口覆盖无菌纱布后垫以纱布卷或绷带卷，以躯干为支点将手臂与躯干紧贴一起用绷带或三角巾加压包扎。

（3）止血带止血法：若遇到四肢大动脉出血，使用上述方法止血无效时，在现场抢救时多采用橡胶管止血带止血，也可就地取材，如稍宽的布条、三角巾、毛巾等，但禁用绳索等物。

方法：在受伤的上臂或大腿的上1/3处，用纱布垫衬垫，左手在离止血带一端约15cm处由拇指、示指和中指紧握，使手背向下放在扎止血带的部位，右手持带中段绕伤肢一圈半，然后把止血带塞入左手的示指与中指之间，夹住止血带向下牵拉，使其成为一个活结，外观呈倒"A"字形（图4-9）。

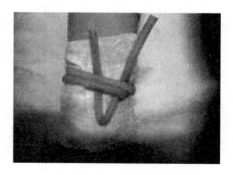

图4-9　倒"A"字形结

【评价】

1. 操作熟练，准确找到出血部位，正确止血、效果良好。
2. 患者意识清楚，受伤部位末梢循环良好。
3. 护患沟通良好，患者情绪稳定，无不良反应。

【注意事项】

1. 外伤后尽早清创，减少伤口感染的扩散。

2. 扎止血带的部位应准确、扎在近心端，上肢应在上臂的上 1/3 处，下肢应在大腿的中下 1/3 处，上臂的中、下 1/3 处不可扎止血带，以防伤及行走于肱骨后面的桡神经，引起上肢麻痹。止血带每隔 1 小时放松 3~5 分钟，松开止血带之前用手压迫动脉近心端。

3. 上止血带应先加衬垫，如纱布、棉垫或毛巾、布巾等，防止止血带勒伤皮肤或软组织。止血带松紧应适宜，以不能触及远端动脉搏动或伤口不再出血为原则。

4. 观察病情及患肢血运情况，注意肢体保暖。

【思考题】

1. 扎止血带的时间，一般不超过_____小时放松一次。
A. 2   B. 1   C. 1.5   D. 2.5   E. 3
2. 额部出血按压止血的部位是（   ）
A. 面动脉   B. 颞动脉   C. 额动脉
D. 颈动脉   E. 下颌动脉
3. 扎止血带的部位为（   ）
A. 远心端   B. 上肢应在上臂的下 1/3 处
C. 上肢应在上臂的中 1/3 处   D. 下肢应在大腿的上 1/3 处
E. 下肢应在大腿的中下 1/3 处

六、外伤包扎术

外伤包扎是现场应急处理的重要措施之一，及时正确的包扎，可以起到保护伤口、压迫止血、减少感染、固定骨折等作用。

【目的】

保护伤口，减轻疼痛，压迫止血，减少感染，固定敷料和骨折位置等。

【评估】

1. 患者伤情、出血及污染情况。
2. 患者受伤部位有无组织外露。
3. 包扎用物及包扎方法。

【计划】

1. 护士准备　着装整洁，洗手、戴口罩。
2. 物品准备　生理盐水，碘伏棉签，无菌持物钳，无菌罐，无菌方纱或纱垫，绷带，三角巾，胶布、污物罐，手消液。
3. 环境准备　保持环境安全、整洁。
4. 患者准备　采取舒适并利于操作的体位，理解并配合护士操作。

【实施】

1. 快速查找伤口，清创去污，同时决定包扎方法。
2. 检查伤口情况，用生理盐水冲洗伤口，碘伏棉签消毒创面，用持物钳夹取无菌方纱或纱垫（根据伤口大小），覆盖于伤口上。
3. 根据不同部位选用不同方法包扎

（1）环形包扎法：①卷带环绕肢体缠叠数周；②下周将上周绷带完全遮盖；③将绷带末端毛边反折，将带尾中间剪开打结固定。多用于手指、腕、踝、颈和额等部位的小伤口（图4-10）。

（2）螺旋包扎法：①包扎时将绷带环形缠绕2周；②做单纯的螺旋式向上缠绕，每周覆盖上周的1/2宽度；③最后环形缠绕2周，固定。用于臂、指、躯干等肢体周径近似均等部位较长距离的包扎（图4-11）。

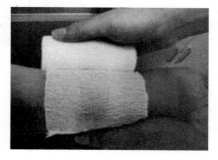

图4-10　环形包扎法

笔 记 栏

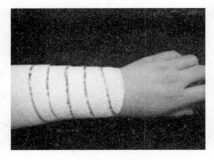

图 4-11　螺旋包扎法

（3）螺旋反折包扎法：①开始行环形法包扎数周；②螺旋向上包扎，但每周均匀向下反折，遮盖上周的 1/2，反折部位相同，使之成一直线。注意不要在伤口上或骨隆突处反折。此法主要用于周径不均匀的肢体，如小腿和前臂等（图 4-12、图 4-13）。

（4）三角巾头部包扎法：①将三角巾平铺，将底边翻折一个宽约 3cm 的边，毛边朝

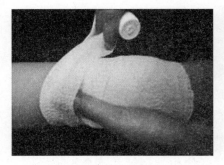

图 4-12　左拇指按住卷带

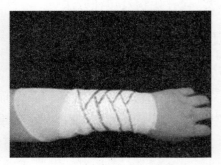

图 4-13　螺旋反折包扎法

内，把三角巾底边的正中放在伤员眉间上部；②三角巾两底角，经耳上方拉到枕后交叉，绕到前额中央打结。将顶角收拢向上卷起塞好（图 4-14、图 4-15）。

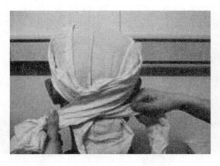

图 4-14　底角枕部交叉

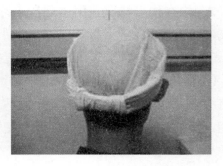

图 4-15　三角巾头部包扎法

（5）三角巾上肢包扎法：①首先将受伤肘部处于屈曲位，三角巾铺于伤员胸前，顶角对准伤侧肘关节稍外侧；②屈曲前臂并压住三角巾，底边两头绕过颈部在颈后打结，缓慢推动伤肘；③将手指露出以利于观察末梢循环，肘后顶角处缠绕呈球形塞好。适用于肘部受伤、骨折。

笔 记 栏
. . . .

注意：顶角要拉紧，以不勒颈部为宜。结打到颈部侧边。正面观察肘部要指尖朝上成 45°角。

4. 包扎结束可用胶布固定，或用剩余的绷带从中撕开打结固定。

5. 操作完毕，询问病情。整理用物，洗手记录。

【评价】

1. 包扎的松紧度适宜。

2. 护士操作熟练，与患者沟通良好。

3. 伤肢的血液循环良好，无其他不良反应。

【注意事项】

1. 包扎伤口前先清创，如果合并内部脏器的损伤，突出体外的内脏不可还纳。

2. 在外伤出血情况下，应优先考虑止血再进行包扎。如不及时给予止血，则可能导致严重失血、休克，甚至危及生命。

3. 包扎的松紧度要适宜。如果包扎过松，起不到固定的作用，可能导致出血、疼痛、休克，甚至畸形和假关节。相反，包扎过紧会影响血液循环，可出现肢体肿胀，或苍白、发绀、发冷、麻木等症状，严重者可能造成肢体缺血、坏死。

4. 卷轴绷带包扎前要先处理好患处，并放置敷料。包扎时，展开绷带的外侧头，背对患处，一边展开，一边缠绕。无论何种包扎形式，均以环形包扎开始、环形包扎结束，松紧适当，平整无褶。最后将绷带末端剪成两半，打方结固定。

5. 打结或固定的部位应该在肢体的外侧或前面，不可压在患部之上。

6. 包扎应从远心端向近心端包扎，指（趾）头外露，以便观察血运情况。

【思考题】

1. 包扎的目的为（　　　　）

A. 保护伤口　　　　　　B. 固定敷料和骨折

C. 减少感染　　　　　　D. 压迫止血

E. 以上全是

2. 绷带包扎小腿常用的方法是（　　　）

A. 螺旋包扎法　　　　　　B. 环形包扎法

C. 蛇形包扎法　　　　　　D. 螺旋反折包扎法

E. "8"字形包扎法

七、外伤固定术

外伤固定是与止血、包扎同样重要的基本救护技术。固定术不仅可以固定骨折，防止骨折断端移位，造成其他严重损伤，还能对关节脱位、软组织的挫裂伤起到固定、止痛的效果。

【目的】

限制活动、减轻疼痛，减少再损伤、防止休克，便于伤员搬运。

【评估】

1. 受伤部位情况。
2. 固定材料是否齐全。

【计划】

1. 护士准备　着装整洁，洗手、戴口罩。
2. 物品准备　生理盐水，碘伏棉签，无菌持物钳，无菌罐，无菌方纱或纱垫（无菌罐内），棉垫，长短适宜夹板，绷带，三角巾，胶布，污物罐，手消液。
3. 环境准备　保持环境安全、整洁。
4. 患者准备　明确外伤固定的目的，配合护士操作。

【实施】

1. 尺、桡骨（前臂）骨折固定法

（1）取长短超过肘关节至手心的夹板放于前臂的内外侧（如只有 1 块夹板时放在前臂外侧），并在手心握有衬垫，使腕关节稍向背屈，用绷带固定夹板上下两端，结均打在一侧。

笔记栏
. . . .

（2）绑扎固定后屈肘 90°，用三角巾将前臂悬吊于胸前。

（3）观察末梢血液循环。

（4）操作完毕，询问病情，整理用物，洗手记录。

2. 肱骨（上臂）骨折固定法

（1）将伤肢呈屈肘状，手臂外侧垫棉垫，取两块夹板固定，一块放于上臂内侧，另一块放在外侧，用绷带固定。先固定中间，再固定两侧，间距均匀（如只有 1 块夹板，则夹板放于外侧加以固定）。

（2）用三角巾将上肢悬吊于胸前。

（3）观察末梢血液循环。

（4）操作完毕，询问病情。整理用物，洗手记录。

3. 胫腓骨（小腿）骨折固定法

（1）伤员仰卧，伤腿伸直，将两块夹板置于小腿内外两侧（只有 1 块放于外侧），其长度应超过膝关节，从大腿中段到足跟；在膝、踝关节垫好纱垫后用绷带分段固定，再将两下肢并拢上下固定，并在脚部用"8"字形绷带固定，使脚掌与小腿成直角。无夹板时，可将两下肢并列对齐，在膝、踝部垫好纱垫后用绷带分段将两腿固定，再"8"字形绷带固定足部，使足部与小腿成直角（图 4-16、图 4-17）。

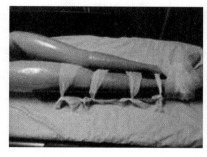
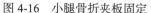
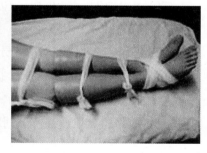

图 4-16　小腿骨折夹板固定　　　　图 4-17　小腿骨折健肢固定

（2）观察末梢血液循环，操作完毕，询问病情。整理用物，洗手，记录。

4. 股骨（大腿）骨折固定法

（1）伤员仰卧，伤腿伸直。用两块夹板放于大腿内、外侧。外侧由腋窝到足跟，内侧由腹股沟到足跟（只有 1 块夹板则放到外侧），将健肢靠向伤肢，使两下肢并列，两脚对齐。关节及空隙部位加垫，用 5～7 条三角巾或布带将骨折上下两端先固定，然后分别在腋下、腰部及膝、踝关节等处扎牢固定。

笔记栏

此外固定时，必须使脚掌与小腿呈垂直位，用"8"字形包扎固定。

（2）应脱去伤肢的鞋袜，以便随时观察血液循环。

5. 锁骨骨折固定法

（1）"8"字绷带固定法：患者两腋下各置纱垫或敷料，用绷带从患侧肩后经腋下，绕过肩前上方，横过背部，绕对侧腋下，经肩前上方，绕回背部至患侧腋下，反复包绕8～12层，包扎后用三角巾悬吊患肢于胸前。

（2）三角巾固定法：患者坐位，挺胸，双肩向后，两腋部放置纱垫，两块三角巾可叠成带状，两端分别绕肩然后打结，尽量使两肩后张。

（3）操作完毕，询问病情。整理用物，洗手，记录。

【评价】

1. 护士操作熟练，伤肢固定有效。

2. 夹板长短合适。

3. 固定部位松紧度适宜，伤肢血液循环良好。

4. 护患沟通良好，患者情绪稳定。

【注意事项】

1. 有伤口和出血时，先止血、包扎伤口，然后再固定骨折。如有休克，应先进行抗休克治疗。

2. 骨折临时固定后尽快运送伤员安全入院治疗。对骨折畸形不要整复，只作一般矫正后固定即可。开放性骨折，不要把刺出的骨折端送回伤口，以免加重污染。

3. 夹板的长度和宽度，要与伤肢相称，长度应超过骨折部的上、下两个关节。

4. 要用棉花或代用品垫在夹板和皮肤之间，夹板不得与皮肤直接接触，尤其要垫好夹板两端、骨突部和空隙部位，以防局部不适。

5. 四肢固定时，先固定骨折近端，再固定骨折远端，上夹板时，除固定骨折的上、下两端外，还要固定上、下两关节，以保证骨折部的固定。

6. 固定要牢固可靠，不可过松或过紧。要露出指（趾）端，以便观察血液循环，如有苍白、发绀、发冷、麻木表现，应立即松开重新固定，以免造成肢体缺血坏死。

【思考题】

1. 外伤出血急救的步骤是（　　）

A. 止血—包扎—固定　　　　B. 止血—固定—包扎

C. 固定—包扎—止血　　　　D. 包扎—固定—止血

E. 固定—止血—包扎

2. 骨折固定时（　　）

A. 夹板的长度不要超过骨折部的上、下两个关节

B. 刺出的骨折端送回伤口

C. 夹板和皮肤之间无需棉垫等

D. 固定时要露出指（趾）端

E. 固定可稍微松，但不可过紧

八、外伤搬运术

伤者经过现场初步急救处理后，采用合适的方法和震动较小的交通工具将伤员送到医院去做进一步诊治的过程称为搬运术。当病情不明时，尽量不要移动患者，搬运过程中要严密观察患者的病情变化。

【目的】

使伤病员迅速脱离危险，纠正体位，尽快转运入院治疗，减少痛苦，避免再受伤害。

【评估】

1. 患者伤情。
2. 受伤部位与相应搬运工具。

【计划】

1. 护士准备　着装整洁，沉着冷静。
2. 物品准备　担架，颈托或纱袋，绷带。
3. 环境准备　保持环境安全、整洁。

笔 记 栏

4. 患者准备　明确搬运方式、流程，配合护士操作。

【实施】

1. 单人搬运法

（1）扶行法：适用清醒，没有骨折，伤势不重，能自己行走的伤病者。

救护者站在患者一侧，使患者靠近自己，将其一侧上肢绕过颈部，用手抓住伤病者的手，另一只手绕到伤病者背后，搀扶行走。

（2）背负法：适用于老幼、体轻、清醒的伤病者。

救护者站在患者前面，背朝伤病者蹲下，让伤员将双臂从救护员肩上伸到胸前，两手紧握。救护员抓住伤病者的大腿，慢慢站起来。如有上、下肢骨折或胸部创伤者不宜用此法。

（3）抱持法：适用于年幼伤病者，体轻、没有骨折、伤势不重者。是短距离搬运的最佳方法。

救护者在伤病者的一侧，面向伤员，一只手放在伤病者的背部，另一只手托其大腿，然后将其轻轻抱起。如有脊柱或大腿骨折禁用此法。

2. 双人搬运法

（1）轿杠式：适用于清醒伤病者。

两名救护者右手握住自己的左手腕，再用左手握住对方右手腕，然后，蹲下让伤病者将两上肢分别放到两名救护者的颈后，再坐到相互握紧的手上。两名救护者同时站起，行走时保持步调一致。

（2）椅式：适用于清醒伤病者。

急救者两人手臂交叉，呈坐椅状搬运患者。

（3）双人拉车式：适用于意识不清的伤病者。

甲救护者站在伤病者的背后将两手从伤病者腋下插入，两前臂交叉于伤病者胸前，把伤病者抱在怀里，乙救护者站在伤病者两腿中间将伤病者两腿抬起，两名救护者一前一后地行走（图 4-18）。

3. 三人或四人搬运法

（1）三人搬运法：甲救护者托住患者肩、腰部，乙救护者托住患者臀、膝部，丙救护者托住患者两下肢，然后同时站

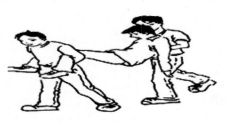

图 4-18　双人拉车式

立抬起伤病者到担架上，转运。

（2）四人搬运法：适用于脊柱骨折的伤者，患者颈部用颈托固定，位于头部的救护者托住头、颈部或颈托，发令"起身"与"走"，同时先迈外侧脚进行搬运，搬运时保障患者身体平直，无扭曲，将患者搬至硬板担架上再进行搬运（图 4-19）。

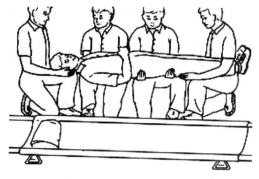

图 4-19 四人搬运法

【评价】

1. 搬运方式正确、有效。
2. 伤肢保护稳妥。
3. 担架搬运时固定牢固。

【注意事项】

1. 移动伤者时，首先应检查伤者的头、颈、胸、腹和四肢是否有损伤，如果有损伤，应先做急救处理，再根据不同的伤势选择不同的搬运方法。
2. 搬运动作应轻巧、敏捷，步调一致，避免震动，以免加重伤病员病情。
3. 搬运脊椎骨折的伤者，要保持伤者身体的固定。颈椎骨折的伤者除了身体固定外，还要有专人固定头颈部，避免移动。
4. 搬运过程中密切注意伤者的神志、呼吸、脉搏及病（伤）势的变化。

【思考题】

1. 伴有颈椎损伤的患者应采用（　　）

A. 单人搬运法　　　　　　　B. 双人搬运法

C. 三人搬运法　　　　　　　D. 四人搬运法

E. 挪动法

2. 三人搬运时（　　）

A. 甲托肩、腰部，乙托臀、膝部，丙托两下肢

B. 甲托头部，乙托肩、腰部，丙托臀、膝部

笔 记 栏

  C.　甲托头、肩部，乙托腰、臀部，丙托两下肢

  D.　甲托头、颈部，乙托肩、腰部，丙托臀、膝部

  E.　甲托肩、腰部，乙托臀部，丙托大腿、膝部

九、清 创 术

  清创术，是对开放性污染伤口进行清洗去污、清除血块和异物、切除失去生机的组织、缝合伤口，使之尽量减少污染，甚至变成清洁伤口，达到一期愈合，有利于受伤部位的功能和形态的恢复。

【目的】

  1.　清除创面及其周围皮肤上的异物，减少感染源。

  2.　切除污染组织、失活组织。

  3.　清除血肿，消灭无效腔，清除异物。

【评估】

  1.　患者病情，能否接受手术。

  2.　患者受伤部位有无骨关节外露，有无合并肢体神经、血管损伤。出血情况、伤口大小、污染程度。

【计划】

  1.　护士准备　着装整洁，洗手，戴口罩、帽子。

  2.　物品准备　消毒钳、无菌手术包、无菌手套、肥皂水、无菌生理盐水、消毒用物（棉签、碘伏或者碘酊、乙醇、苯扎溴铵）、2% 利多卡因、3% 过氧化氢溶液、无菌注射器、绷带、宽胶布、止血带等。

  3.　环境准备　环境安全、整洁。

  4.　患者准备　明确清创目的，配合操作，采取舒适体位。

【实施】

  1.　施行麻醉。

  2.　清洗去污　①清洗皮肤：用无菌纱布覆盖伤口，术者洗手、戴手套，

笔记栏

用无菌软毛刷蘸消毒皂水刷洗皮肤。②清洗伤口：去掉覆盖伤口的纱布，分别以生理盐水、3%过氧化氢溶液冲洗伤口，用消毒镊子或小纱布球轻轻除去伤口内的污物、血凝块和异物。用消毒纱布擦干伤口周围皮肤。

3. 常规消毒皮肤，铺盖消毒手术巾。

4. 伤口处理 去除失活组织和明显挫伤的组织，保留有活力的肌肉。必要时可适当扩大伤口和切开筋膜，清理深部创伤组织，伤口内彻底止血，并随时用无菌盐水、3%过氧化氢溶液冲洗伤口。

5. 修复伤口 彻底清创后，再根据污染程度、伤口大小和深度等具体情况，决定伤口处理：未超过12小时的清洁伤口可一期缝合；大而深的伤口，在一期缝合时应放置引流条；污染重或特殊部位不能彻底清创的伤口，应延期缝合，即在清创后先于伤口内放置凡士林纱布条引流，待4～7天后，如伤口组织红润，无感染或水肿时，再做缝合。

6. 整理用物，洗手，记录。

【评价】

1. 操作熟练，动作轻柔有序，有无菌观念。
2. 态度认真严谨，与患者沟通良好。
3. 伤口处理得当，物品复原，整理到位。

【注意事项】

1. 清创术前需详细了解病史并做相关体格检查，如有颅脑伤或胸、腹严重损伤，或已有轻微休克迹象者，需及时采取综合治疗措施，待好转后争取时间进行清创。

2. 伤口清洗是清创术的重要步骤，必须反复用大量生理盐水及3%过氧化氢溶液冲洗，务必使伤口清洁后再做清创术。

3. 清创时既要彻底切除已失去活力的组织，又要尽量保留存活的组织，避免伤口感染，促进愈合，保存功能。

4. 切除污染创面时，应由外向内、由浅入深，并防止切除后的创面再污染。组织缝合时避免张力太大，以免造成缺血或坏死。

5. 术后注射破伤风抗毒素，如伤口深，污染重，应同时肌内注射气性坏疽抗毒血清。

【思考题】

1. 清创术的目的是（　　　）

A. 切除污染组织　　　　　　　B. 清除血肿

C. 消灭无效腔　　　　　　　　D. 清除异物

E. 以上都是

2. 不超过____小时的清洁伤口可一期缝合。

A. 72　　　　　B. 36　　　　　C. 20　　　　　D. 12　　　　　E. 24

第二节　急性事件救护技术

一、口服催吐法

　　经口进食的毒物除对消化道具有腐蚀性或病情不允许外，一般都应立即采取催吐、洗胃、导泻灌肠等方法清除胃肠内的毒物，避免毒物吸收，这是社区抢救的重要措施。下面主要介绍口服催吐法。

　　口服催吐法是用压舌板或手指伸进口腔，刺激会厌催吐，适用于神志清醒且愿意配合的口服毒物者。

【目的】

清除毒物，减少毒物吸收、促进毒物的排出。

【评估】

1. 患者中毒情况，摄入毒物种类、时间、剂量、浓度及途径。

2. 患者年龄、病情、意识状态、生命体征情况、心理状态及合作程度。

3. 环境是否安全，有无毒物残余。

【计划】

1. 护士准备　着装整洁，洗手，戴口罩、帽子。

2. 物品准备

（1）治疗盘内置：量杯、治疗巾、橡胶单、压舌板、水温计。

（2）水桶 2 只。

（3）洗胃液（10 000～20 000ml，温度 25～38℃）。

3. 环境准备　环境安全、整洁、宽敞、明亮、温度适宜。

4. 患者准备　采取舒适体位，了解中毒救护配合方法及注意事项。

【实施】

1. 协助患者取坐位。

2. 患者围好围裙，取下义齿，置污物桶于患者座位前。

3. 指导患者自饮液体 300～500ml。

4. 用压舌板、匙柄、筷子、手指等搅触咽弓和咽后壁使之呕吐。

5. 反复自饮，然后再促使呕吐。如此反复行之，直至吐出液体变清无味为止。

6. 操作中，观察病情，中毒严重者，送上级医院治疗。

7. 操作结束，帮助患者取舒适卧位，整理用物，洗手，记录。

【评价】

1. 催吐洗胃彻底有效，无不良反应的发生。

2. 护士操作熟练，沟通有效，程序规范。

3. 中毒者积极配合，吐后神志清醒，逐渐恢复健康。

【注意事项】

1. 服腐蚀性毒物中毒者不宜马上催吐。

2. 服腐蚀性毒物及原因不明的中毒者应留取胃内容物，以确定毒物性质，待明确后，选用相应的对抗剂洗胃。

3. 口服洗胃液温度不宜过高，以免增加毒物吸收；当呕吐发生时，患者头部应放低，以防呕吐物吸入气管，发生窒息。

4. 如食物过稠不能吐出、吐净，可让中毒者先喝适当的温清水或等渗盐水。

5. 严重心脏病、动脉瘤、食管静脉曲张、消化性溃疡患者，孕妇，昏迷者等不宜催吐。

6. 操作时注意观察病情，中毒严重者，送上级医院治疗。

笔记栏
· · · · · · · · · · ·

【思考题】

1. 中毒物不明的时候可以用____口服催吐。

A. 温清水或生理盐水

B. 2%~4% NaHCO$_3$

C. 1:20 000~1:15 000 高锰酸钾溶液

D. 牛奶

E. 蛋清

2. 口服催吐时，服用洗胃液温度为（　　　）

A. 20~25℃　　　　B. 25~38℃　　　　C. 30~40℃

D. 25~42℃　　　　E. 38~45℃

二、溺水救护技术

溺水又称淹溺，是人淹没于水中，吸入水、杂草、污泥等造成呼吸道堵塞，或因强烈刺激使喉头、气管发生反射性痉挛，引起窒息与缺氧，患者常有昏迷，皮肤发绀、四肢厥冷，腹部常隆起，伴有胃扩张，如不及时抢救，可导致呼吸、心搏停止而死亡。

【目的】

1. 保持溺水者呼吸道通畅，防止窒息。

2. 恢复心搏骤停者心跳、呼吸及意识。

【评估】

1. 溺水的原因、持续时间、吸入水量。

2. 溺水者的意识神志、心跳、呼吸及生命体征等情况。

【计划】

1. 护士准备　着装整洁，熟悉溺水救护技术。

2. 物品准备　纱布、开口器、毛毯、被褥等。

3. 环境准备　环境安全、宽敞、温度适宜。

【实施】

1. 清理呼吸道 溺水者救出水后，立即清除溺水者口、鼻中污物，用纱布包裹手指将舌拉出口外，头偏向一侧，保持呼吸道通畅。牙关紧闭者，可捏住两侧颊肌，用开口器将口启开。解开衣扣、领口和紧裹的内衣、皮带，以确保呼吸道通畅。

2. 排出溺水者胃内积水

（1）伏膝法：救护者可取半跪位，将溺水者腹部放在救护者屈膝的大腿上，头部下垂，并用手平压背部（图 4-20）。

（2）肩顶法：抱住溺水者双腿，腹部放在救护者肩部，快速奔跑使积水倒出（图 4-21）。

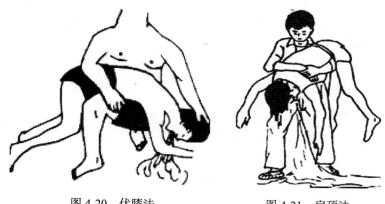

图 4-20　伏膝法　　　　图 4-21　肩顶法

（3）抱腹法：救护者从溺水者背后抱住其腰腹部，使溺水者背部向上，头部下垂，摇晃溺水者以排水。

3. 现场抢救 若溺水者发生呼吸心搏骤停，立即行胸外心脏按压。口对口人工呼吸。

4. 病情监测 经现场初步处理后应尽快转运，送至附近医院救治，途中注意保暖，给溺水者除去潮湿衣物，用毛毯或被褥等包裹，防止体温下降。

【评价】

1. 医护人员操作熟练，方法正确。

2. 溺水者呼吸道通畅，积水顺利排出，呼吸、心跳恢复。

笔 记 栏
. . . .

【注意事项】

1. 若溺水者发生呼吸心搏骤停，应首先立即行心肺复苏术，切勿因倒水抢救溺水者而耽误抢救时机。

2. 水情复杂或有很多杂物的水域里淹溺的患者常有外伤情况，需要实施外伤检查。

3. 不要轻易放弃抢救，特别是在低温条件下，应延长抢救时间。

【思考题】

1. 溺水者胃内积水排出方法有（　　　）

A. 伏膝法　　　　　　　B. 肩顶法　　　　　　　C. 抱腹法

D. 以上都是　　　　　　E. 以上都不是

2. 关于溺水救护的叙述不妥的是（　　　）

A. 将患者头偏向一侧，清除口、鼻腔内的泥沙、污物

B. 将溺水者的舌拉出口外，保持呼吸道通畅

C. 如遇呼吸停止，意识不清者，迅速打开其气道，口对口吹气 2 次

D. 不必为溺水者控水

E. 不要轻易放弃抢救，特别是在低温情况下，应抢救更长时间

三、误吸救护技术

误吸异物导致呼吸道部分或完全阻塞，部分梗阻者出现喘鸣、呼吸困难、面色发绀或苍白，完全梗阻者出现急性喉梗阻，不能说话、咳嗽及无法呼吸等现象。误吸异物梗阻是急症，以婴幼儿与老年人多见，应尽快采取措施，清除异物，维持正常呼吸。

【目的】

清除呼吸道异物，保持呼吸道通畅，减少气管痉挛。

【评估】

1. 患者呼吸频率及呼吸深度，有无鼻翼扇动及呼吸困难。

2. 患者体位改变对呼吸的影响。

3. 患者呼吸道梗阻的程度。

4. 异物的性质。

【计划】

1. 护士准备　着装整洁，熟悉操作手法。
2. 物品准备　纱布、电动吸引器等。
3. 环境准备　环境安全、整洁、宽敞、温度适宜。
4. 患者准备　配合护士操作，进行有效咳嗽。

【实施】

1. 急救者保持镇静，告诫患者应保持安静、放松，不要惊慌失措。

2. 对于意识清楚者，鼓励其自主咳嗽，尽力咳出异物；或用手指包裹纱布，沿面颊内侧，到达舌根，钩取异物。

3. 辅助患者咳出异物

（1）海姆立克急救法（腹部冲击法）：见图 4-22。

1）急救者将双臂分别从患者两腋下前伸并环抱患者。左手握拳，右手从前方握住左手手腕，使左拳虎口贴在患者胸部下方，肚脐上方的上腹部中央，握拳之手向患者上腹部内上方猛烈施压，向内上方压迫其腹部，反复有节奏用力地冲击以形成气流将异物冲出。患者应头部略低，嘴张开以便异物吐出。

2）如患者昏迷不能站立，则可取仰卧位，救护者两腿分开跪在患者大腿外侧地面上双手叠放，用掌跟顶住腹部（肚脐稍上）进行冲击。如异物已被冲出迅速掏出清理。对幼小儿童的急救方法是，救护人员取坐位让儿童背靠坐在救护者的腿上，然后救护者用双手示指和中指用力向后上方挤压患儿的上腹部，压后随即放松，也可将小儿平放仰卧，救护者用以上方法冲压。

（2）拍背法：可使患者头部低于胸部水平，拍击患者后背部，即两肩胛骨中间处，异物可从喉喷向口腔，咳出体外。

（3）胸部冲击法：站在患者身后，上肢通过患者腋下将胸部环绕，左手的虎口贴在患者胸骨

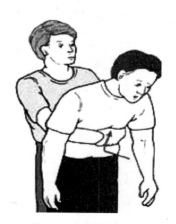

图 4-22　腹部冲击法

下端即可，其余同腹部冲击法。该法适用于肥胖者或妊娠后期孕妇。

（4）使用电动吸引器清理梗阻呼吸道的异物，观察病人呼吸、面容情况，梗阻严重者立即送转上级医院。

【评价】

1. 护士操作熟练，沟通良好。
2. 患者异物排出，呼吸道通畅，无不良反应。

【注意事项】

1. 若发现儿童口中含有异物，不可强行操作，以免哭闹吸入。
2. 昏迷者，应及时取下已动摇的义齿，并将患者头偏向一侧，防止误吸。
3. 老年人胸腹部组织的弹性及顺应性差，使用腹部冲击法容易导致损伤的发生，如腹部或胸腔内脏的破裂、撕裂及出血、肋骨骨折等，故发生呼吸道堵塞时，应首先采用其他方法排出异物，在其他方法无效且患者情况紧急时才能使用该法。
4. 若在紧急情况下患者周围无人在场，可自行用桌边顶住上腹部快速而猛烈地挤压，压后随即放松以排出异物。

【思考题】

1. 异物哽塞时可能出现的症状有（　　）
A. 患者抓住喉咙努力呼吸且无法发出声音
B. 面色由红变紫
C. 剧烈咳嗽或有高声哮鸣音
D. 喘鸣
E. 全部都对
2. 对成人实施海姆立克术通常按压的部位为（　　）
A. 下腹　　　B. 上腹　　　C. 颈部　　　D. 腰部
E. 两肩胛骨之间
3. 婴儿发生异物哽塞时，施救者的手法之一是用单手掌根拍打其（　　）
A. 胸部　　　B. 腹部　　　C. 两肩胛骨之间的部位
D. 腰部　　　E. 背部

笔记栏

四、中暑救护技术

中暑是由于高温环境引起的体温调节中枢障碍、汗腺功能衰竭和（或）水、电解质丢失过多而发生的以中枢神经系统、心血管系统功能衰竭为主要表现的急性疾病。根据临床表现分为先兆中暑，轻、重度中暑，重症中暑，是一种致命性疾病，病死率高，需及时抢救。

【目的】

1. 转移患者到阴凉通风环境，降温。
2. 减轻中暑的程度，保护重要脏器功能。

【评估】

1. 环境、温湿度、通风情况。
2. 患者体温、脉搏、血压、皮肤、意识状态、病情等。
3. 中暑的原因、严重程度。

【计划】

1. 护士准备　着装整洁，戴口罩。
2. 物品准备　冰块、糖盐水、输液用品、葡萄糖溶液、生理盐水、清凉油、风油精、藿香正气水、十滴水等。
3. 环境准备　环境安全、整洁、宽敞、温度适宜。
4. 患者准备　配合护士操作，情绪稳定。

【实施】

1. 环境降温　迅速转移患者到阴凉、通风处休息，避免阳光直射，有条件者可以使用空调或冰块降低室内温度，加快空气流通。
2. 降低体温　脱去患者衣服，吹送凉风并喷以凉水或用冷水擦身，在前额、腋下、腹股沟处冷敷。也可用清凉油擦拭太阴、合谷等穴位。并可用湿被单或衣服盖住中暑者，使其体温降低。操作时要注意监测患者体温，观察患者反应，以防体温过低。
3. 补充水电解质　轻者自行饮用凉盐水或藿香正气水。病情较重者尽快进行静脉输液补充水分和电解质。

4. 保持呼吸道通畅，及时清除呼吸道分泌物，并给氧。

5. 加强病情观察，防止并发症，如脑水肿等。

6. 重度中暑或发生严重并发症时，立即呼叫急救车送往医院。

【评价】

1. 护士操作熟练，沟通良好，得到患者理解与配合。

2. 患者体温下降，中暑情况好转，意识恢复。

【注意事项】

1. 降低环境温度可采用电扇吹风，室内放冰块等，使环境温度下降，最好将病人安置在室温 22～25℃的空调房间内。

2. 降低患者体内温度速度不宜过快，温度不低于 38℃。用氯丙嗪降温时注意观察血压。

3. 控制补液滴速，不宜过多、过快。

【思考题】

1. 中暑者救护的主要目的是（　　　　）

A. 转移患者到阴凉通风环境　　　　B. 降温

C. 减轻中暑的程度　　　　D. 保护重要脏器功能

E. 以上都是

2. 抢救中暑患者时，下列哪项不妥（　　　　）

A. 脱去患者衣服，吹送凉风并喷以凉水

B. 室外严重中暑者，就地抢救

C. 用湿被单或衣服盖住中暑者，使其体温降低

D. 补充盐和水分的丧失

E. 病情较重者尽快进行静脉输液以补充水分和电解质

五、电击伤救护技术

笔记栏

电击伤是指人体与电源直接接触后，电流通过人体时引起的组织损伤和

功能障碍，可出现局部损伤和全身性损伤，严重的可导致心跳、呼吸停止。高压、超高压电场电流可击穿空气或其他介质产生触电，闪电损伤（雷击）属于高压电损伤范畴。

【目的】

切断、脱离电源，现场急救、转移患者，脱离危险。

【评估】

1. 患者触电史，包括触电原因、方式、时间、地点、电源等情况。
2. 患者的全身情况、意识状况、合作程度。有无头晕、心悸，心跳呼吸等改变。
3. 患者的局部情况。低强度电流伤常有两个伤口，电流入口较出口处严重，伤口小，呈椭圆形或圆形，皮肤表面呈灰白色或黄色斑点，中心部位低陷，创面干燥，偶有水疱；高强度电流伤有一处入口多处出口，局部组织甚至骨骼出现不同程度烧伤，并有深部及邻近脏器不同程度的烧伤。

【计划】

1. 护士准备　着装整洁，沉着、冷静。
2. 物品准备　绝缘物、颈托，无菌纱布或纱垫数块，无菌手套1副，无菌换药包、生理盐水、静脉输液用品及药品等。
3. 环境准备　就地抢救，环境安全、温度适宜。

【实施】

1. 迅速切断电源、关闭电闸或使用绝缘物，如竹竿、木棍挑开接触触电者的电线，使患者脱离电源，同时应防止救援者自身触电或伤及他人。
2. 触电者神志不清，但呼吸心跳正常者，可就地舒适平卧，保持呼吸道通畅，解开衣扣以利于呼吸，天冷注意保暖。
3. 若患者呼吸、心搏骤停，立即进行心肺复苏。疑有颈椎骨折或脱位，应颈椎制动、颈托保护；其他骨折和内出血者，应立即予以适当处理。
4. 若有创面，操作者洗手、戴无菌手套，用生理盐水冲洗伤口，清除坏死组织，无菌纱布擦干覆盖，保护创面。

笔 记 栏
. . . .

5. 预防感染，早期应用大剂量青霉素以预防厌氧菌感染，常规应用破伤风抗毒素及破伤风类毒素以预防破伤风。

6. 迅速转送医院，途中注意保持呼吸道通畅，及时清理呼吸道分泌物，密切观察生命体征。

【评价】

1. 患者的局部伤口无感染。
2. 患者循环系统稳定，心电图正常，血压平稳，无休克表现。
3. 患者全身情况良好，无深部及邻近脏器的损伤。
4. 护士操作准确、及时，与患者及家属沟通良好。

【注意事项】

1. 救护者严格保持自己与触电者的绝缘，救护时可在脚下垫干燥木板，穿胶鞋等绝缘物，使自己与大地绝缘，未断电时不能手拉触电者，以免连带触电。

2. 迅速把病人转移到通风处仰卧，检查生命体征，轻微电击伤患者就地观察及休息，注意保暖，促进恢复。

3. 保持呼吸道通畅，及时供氧，减少并发症和后遗症。

4. 加强安全用电的宣传教育。

【思考题】

1. 抢救触电患者应立即采取的措施是（   ）

A. 切断电源   B. 吸氧   C. 人工呼吸

D. 心肺复苏   E. 处理电灼伤

2. 触电后，可以用来挑开连接触电者身上电线的工具是（   ）

A. 湿竹竿   B. 木棍   C. 铁棍

D. 手   E. 以上都可以

六、蛇咬伤救护技术

蛇咬伤分为毒蛇与无毒蛇咬伤，普通的蛇咬伤只在人体伤处皮肤留下细小的齿痕，轻度刺痛，无全身性反应。毒蛇咬伤可留一对较深的齿痕，引起严重的中毒，必须急救治疗。

【目的】

判断蛇咬伤种类，防止毒液扩散和吸收，减少并发症。

【评估】

1. 是否毒蛇咬伤，毒蛇的种类，从蛇的形状、颜色等特征鉴别，毒蛇头部大多呈三角形，尾部短粗，花纹鲜丽；无毒蛇头部多呈椭圆形，尾细长，色彩单调。毒蛇根据毒液分为 3 种：①神经毒，如金环蛇；②血液循环毒，如竹叶青蛇；③混合毒，如眼镜蛇。

2. 患者被咬伤的部位，伤口深浅及患者的抵抗力。毒蛇咬伤后，伤口局部常留有 1 对或 3～4 个牙痕，无毒蛇咬伤局部可留两排锯齿形牙痕（图 4-23）。

3. 患者伤口及全身的感觉

（1）以神经毒致伤的表现：局部症状相对较轻，伤后 1～3 小时，开始出现全身症状并迅猛发展，如

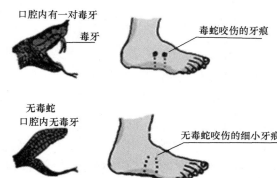

图 4-23　毒蛇的识别

视物模糊、声音嘶哑、吞咽困难，恶心、呕吐、呼吸麻痹，甚至呼吸循环衰竭而亡。神经毒素的症状很重，但病程较短，只要度过前两天的危险期，一般均可恢复。

（2）以血液循环毒致伤的表现：咬伤局部剧痛、皮下瘀斑、出血，伤口不易愈合。全身反应有发热、心慌、气短等。重者出现皮肤黏膜出血、呕血、便血甚至休克。血液毒致伤患者症状出现较早，及时救治，病死率低于神经毒致伤的患者，但是由于发病急、病程长，治愈后常留有局部或重要脏器的后遗症。

（3）混合毒致伤表现：兼有神经毒及血液循环毒的症状。

【计划】

1. 护士准备　冷静、沉着、着装整洁，洗手。
2. 物品准备　橡胶带、生理盐水、清水、肥皂水、高锰酸钾溶液、肾上腺皮质激素、抗蛇毒血清、拔罐器、注射器、棉签、碘伏、清创车、手电筒、

笔记栏

血压计、听诊器、吸氧管、气管插管或气管切开包。

3. 环境准备　就地抢救，患者家属离开抢救现场。

4. 患者准备　配合护士操作，保持镇定，减缓蛇毒扩散。

【实施】

1. 判断是否被毒蛇咬伤，延缓蛇毒扩散　确定或无法确定是毒蛇咬伤，一律按毒蛇咬伤进行急救处理，保持患者镇静并使患者静止不动，切勿慌乱跑动，避免血流加速致蛇毒扩散。

2. 结扎伤口　立即在伤口近心端处用随身的绳带、鞋带、腰带等结扎，以延缓蛇毒吸收扩散的速度。稳定患者情绪，保持蛇咬伤伤口低于心脏，减缓毒液流到全身的速度。

3. 清洗伤口　如果有毒牙残留，用无菌刀片或小刀等尖锐物将其挑出，非无菌刀片使用前最好用火烧一下，伤口较深者以牙痕为中心作"＋"字形伤口切开，深至皮下，用凉开水、泉水、肥皂水或 1：5000 高锰酸钾溶液反复冲洗伤口及周围皮肤，以洗掉伤口外表毒液。

4. 排除毒液　用拔罐法、吸乳器或用手从近心端向伤口方向挤压伤口周围，将毒液挤出，紧急时可用嘴吮吸伤口，急救者的口腔、嘴唇必须无破损、无龋齿，否则有中毒的危险。吸出的毒液立即吐掉，吸后要用清水漱口。

5. 局部降温　伤肢在结扎和清创后，将创口置于 4～8℃的冷水中，使蛇毒素和蛇毒酶减轻对组织的损害作用，因为温度过高、过低都能使酶的活性大大降低。有条件时可选用冰棒、冰块等做局部冷敷。

6. 毒蛇抗毒解毒处理　经过切开排毒处理的伤员要尽快用担架、车辆送往医院进行治疗，不要让患者自己走动。抗蛇毒血清治疗越早越好，使用抗蛇毒血清治疗前应先做皮试。可用"南通蛇药"、"上海蛇药"等局敷或口服。

7. 对症支持治疗　防治合并感染可用抗菌药，对各种器官功能不全或休克，必须采取相应的治疗措施。积极改善呼吸困难，如给氧、气管插管等，给予抗生素预防感染。蛇咬伤后，患者对药物反应更敏感，如出现口渴，可给足量清水饮用，切不可给乙醇类饮料，以免血液循环加快，使毒素更易扩散。

【评价】

1. 护士抢救及时，沟通有效，患者的情绪稳定。

2. 患者伤口结扎清创效果良好，呼吸、血压平稳，无休克表现。

3. 患者局部伤口无感染。

【注意事项】

1. 蛇咬伤后不要跑动，保持镇定，避免血流加速致蛇毒扩散。

2. 尽量辨认蛇的类型，如不确定是否为毒蛇咬伤，一律视作毒蛇咬伤，尽快处理。

3. 结扎 20 分钟放松 2～3 分钟，避免组织缺血坏死。

4. 局部冰块降温时要注意观察局部皮肤，以免局部组织冻伤。

5. 五步蛇、蝰蛇咬伤，切忌扩创排毒，以防止伤口出血不止。

6. 使用抗蛇毒血清治疗前，应先做皮试，注意过敏反应。

7. 急救中忌用如吗啡、氯丙嗪、巴比妥类等中枢抑制药等。并急送医院救治。

8. 注意观察患者神志、呼吸、血压变化。

【思考题】

1. 毒蛇咬伤的伤口表现为（　　　）

A. 伤口局部常留有 1 对较浅的齿痕

B. 伤口局部常留有 1 对较深的齿痕

C. 局部可留两排锯齿形的齿痕

D. 局部可留一排锯齿形的齿痕

E. 以上全不是

2. 关于毒蛇咬伤患者伤口的处理叙述错误的是（　　　）

A. 不要跑动，保持镇定，适当使用镇静剂

B. 结扎伤口近心端

C. 保持蛇咬伤伤口低于心脏

D. 尽早使用抗蛇毒血清治疗

E. 肥皂水反复冲洗伤口及周围皮肤

（康玉斌）

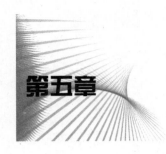

第五章

社区重点人群护理技术

第一节　婴幼儿护理常用技术

3岁以内婴幼儿为儿童保健的重点对象。根据儿童不同时期的生长发育特点，为满足其健康需求，护士应提供相应护理服务。

一、婴儿臀部护理技术

婴儿皮肤娇嫩，免疫功能发育不完善，抵抗力弱，受到刺激容易产生炎症或破损，因此要及时更换污湿尿布，做好臀部护理。

【目的】

保护婴儿臀部皮肤清洁干燥，促进婴儿舒适，观察婴儿排泄情况。

【评估】

1. 婴儿的身心状态及排泄情况，婴儿臀部皮肤情况，局部皮肤的颜色及完整性，有无尿布疹、潮湿、压痕等。

2. 家属的文化程度、理解能力与配合程度

【计划】

1. 护士准备　着装整洁，洗手，戴口罩。

2. 物品准备

（1）纯棉尿布或纸尿裤：纯棉尿布要选择柔软、透气性良好、不掉碎屑的材质，与尿布带或尿布套配合使用，目前市面售有纱布尿布，吸水性能良

好，质地柔软，适合婴儿使用。纸尿裤应选择正规厂家生产、吸水性良好者。

（2）污尿布盆/桶。

（3）温水壶和盆：用于清洁婴儿会阴部，如果家中洗手池水龙头有热水，也可直接将婴儿抱过去进行清洁。

（4）护臀膏：主要成分为氧化锌的护臀膏，对尿布疹有预防和治疗的作用，如婴儿的大小便次数较多，可在每次更换尿布时使用护臀膏保护皮肤，如果已经出现尿布疹，则使用鞣酸软膏进行治疗。

（5）小毛巾：用于擦拭清洁后的会阴部。

3. 环境准备　关闭门窗，避免对流风，光线充足。

【实施】

1. 核对，携用物至婴儿床旁。向家长解释更换尿裤的目的及过程，并取得同意。

2. 揭开盖被，解开尿裤/布，观察婴儿臀部皮肤变化，以原尿裤/布上端两角洁净处轻拭会阴部及臀部，折叠尿裤/布垫于臀部下。

3. 用一手轻轻提起双足，使臀部略抬高，另一手取下污尿裤/布，放于污物桶内。

4. 如有大便，及时清理，观察大便性质。先擦净臀部污物，再用温水洗净臀部，最后用小毛巾轻轻吸干，保持皮肤的清洁、干燥。如大小便次数较多，在肛周涂抹护臀膏保护皮肤。

5. 选择质地柔软、透气性好、吸水性强的棉质尿裤/布。将清洁尿裤/布垫于臀下，放下双足。

6. 拉平衣服，盖好被子，整理床单位。

7. 洗手，记录。

【评价】

1. 操作轻柔迅速，婴儿舒适。

2. 更换尿裤/布及时，婴儿肛周皮肤未出现淹红、破溃。

【注意事项】

1. 更换尿裤/布时的动作应轻快，避免暴露婴儿上半身。

笔 记 栏

2. 避免将尿裤／布裹住新生儿脐带处，避免尿湿后污染脐带造成感染。

3. 尿裤／布包裹松紧适宜，过紧容易导致尿布疹。

4. 不论使用纸尿裤还是纯棉尿布，每日都应解开尿裤，保证有 0.5～1 小时的时间让婴儿的臀部暴露在空气中，预防尿布疹发生。

【思考题】

关于预防尿布疹的措施，以下不妥的是（　　　）

A. 选择柔软、透气性良好的纯棉尿布

B. 每日保证有 0.5～1 小时的时间让婴儿的臀部暴露在空气中

C. 及时清理婴儿的大、小便

D. 使用主要成分为氧化锌的护臀膏

E. 使用鞣酸软膏

二、婴儿盆浴技术

婴儿新陈代谢旺盛，皮肤角质层薄，对外界刺激的抵抗力弱，易破损，新生儿皮肤较成人偏碱性，易于细菌或真菌的繁殖，因此，正确适度的沐浴有利于生长发育。

婴儿盆浴是为满足婴儿身体清洁舒适的需要，在澡盆中放入水为婴儿进行皮肤擦洗的一种洗澡方式。

【目的】

使婴儿皮肤清洁舒适，协助皮肤排泄和散热，促进血液循环，活动肢体，同时有利于护士观察婴儿全身皮肤的情况。

【评估】

1. 脐带情况，如果婴儿脐带还没脱落，或脱落后没有长好，则不能进行盆浴，只能擦洗，避免脐带进水造成感染。

2. 婴儿状态，在婴儿睡眠时或饱餐后不能进行盆浴。盆浴时间最好在喂奶前 1～1.5 小时，婴儿觉醒状态。

3. 环境是否温暖、舒适、清洁。

【计划】

1. 护士准备　着装整洁，洗手，戴口罩。

2. 物品准备　浴盆、浴巾、换洗衣裤、尿布、大毛巾、小毛巾、热水、水温计、洗发液及沐浴露（皂）、75%乙醇溶液及无菌棉签、护臀膏或5%鞣酸软膏、婴儿秤等。

3. 环境准备　关闭门窗，避免对流风，保证室温达到24℃以上，光线充足。

【实施】

1. 核对，携用物至婴儿床旁，向家长解释盆浴的目的及过程，并取得同意。

2. 向浴盆内放水，测试水温达到36～37℃，或以手腕内侧皮肤试温，感觉较暖即可，沐浴盆盛水以1/2～2/3为宜。

3. 为婴儿脱去衣物，左前臂托住新生儿背部，左手托住其头部，将婴儿下肢夹在左腋下，移至浴盆边，将婴儿头部枕在操作者左手腕上，用拇指和中指捏住新生儿双耳（防止水流入耳孔）。

4. 擦洗面部　用单层面巾由内眦向外眦擦拭眼睛，更换面巾，以同法擦另一眼，然后擦耳、面部，擦时禁用肥皂。用棉签清洁鼻孔。

5. 擦洗头部　抱起婴儿，以左手托住患儿枕部，腋下夹住婴儿躯干，左手拇指和中指分别向前折婴儿双耳郭以堵住外耳道口，防止水流入耳内；右手将洗发液涂于手上，洗头、颈、耳后，然后用清水冲洗、擦干。对较大婴儿，可用前臂托住婴儿上身，将下半身托于护士腿上（图5-1）。

6. 放入澡盆　以左手握住婴儿左臂靠近肩处，使其颈枕于护士手腕处，再以右前臂托住婴儿双腿，用右手握住婴儿左腿靠近腹股沟处使其臀部位于护士手掌上，轻放婴儿于水中（图5-2）。

7. 擦洗全身　松开右手，淋湿婴儿全身，按顺序擦洗颈下、臂、手、胸、背、腿、脚、会阴、臀部，随洗随冲净（图5-3）。

8. 擦干　洗毕，迅速将婴儿抱出，用浴巾擦干全身水迹，小毛巾蘸干面部皮肤，75%乙醇溶液消毒脐部，若皮肤已有淹红或破溃，可以使用婴儿专用护臀膏或鞣酸软膏涂抹保护（不能给新生儿使用爽身粉）。穿上衣服和尿裤。

笔 记 栏

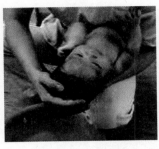
图 5-1　擦洗头部

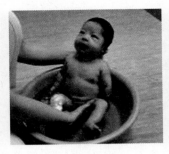
图 5-2　放入水中

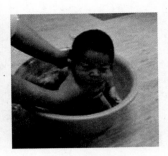
图 5-3　清洗背部

9. 清理用物，洗手、记录。

【评价】

1. 操作过程轻柔，婴儿皮肤完整性未受损。
2. 达到清洁皮肤的目的，皱褶处无淹红。

【注意事项】

1. 洗澡时应注意观察婴儿全身情况，注意皮肤是否红润、干燥，有无发绀、斑点、皮疹、脓疮、黄疸等。
2. 沐浴露不要直接倒在婴儿皮肤上，应在手上揉出丰富泡沫后再给婴儿清洗。
3. 洗澡时要用手撩起水给婴儿洗，不能使用毛巾等，避免力道掌握不当，擦伤婴儿皮肤。
4. 动作轻柔，注意保暖，避免受凉及损伤。
5. 勿使水进入婴儿耳、鼻、口、眼。

【思考题】

1. 以下哪种情况可以盆浴（　　　）

A. 婴儿睡眠时

B. 饱餐后

C. 喂奶前 1～1.5 小时，婴儿觉醒状态

D. 脐带还没脱落

E. 喂奶后 1～1.5 小时

2. 用来消毒脐部的乙醇浓度为（　　　）

A. 25%～35%　　B. 50%　　　　C. 75%

D. 95%　　　　E. 100%

三、婴儿抚触技术

抚触是通过触摸婴儿的皮肤和机体，使之得到生理上的满足、心理上的安慰，从而促进婴儿的生长发育。

【目的】

1. 促进婴儿神经系统发育。
2. 加快免疫系统的完善，提高免疫力。
3. 促进食物的吸收和利用。
4. 增进父母与婴儿之间的感情交流，促进婴儿心理健康成长。

【评估】

1. 婴儿皮肤有无皮疹、破损。
2. 环境是否温暖、舒适、清洁。
3. 家属的文化程度、对抚触的理解能力和配合程度。

【计划】

1. 护士准备　着装整洁，洗手，戴口罩。
2. 物品准备　婴儿润肤乳液、毛巾、换洗衣物。
3. 环境准备　保持适宜的房间温度（25℃左右），确保舒适及15分钟内不受干扰。可放柔和的音乐作背景。

【实施】

1. 核对，携用物至婴儿床旁。向家长解释抚触的目的及过程，并取得同意。
2. 面颊抚触　双手拇指放在婴儿前额眉间上方，用指腹从额头轻柔向外平推至太阳穴。拇指从婴儿下巴处沿着脸的轮廓往外推压，至耳垂处停止。

笔 记 栏

用拇指和示指轻轻按压耳朵，从最上面按到耳垂处，反复向下轻轻拉扯，然后再不断揉捏（图5-4）。

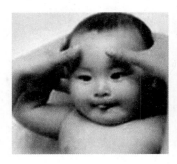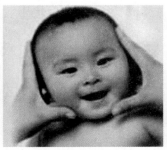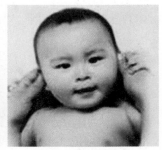

图5-4 面颊抚触

3. 手臂抚触 轻轻挤捏婴儿的手臂，从上臂到手腕，反复3～4次，把婴儿两臂左右分开，掌心向上。用手指划小圈按摩婴儿的手腕。用拇指抚摩婴儿的手掌，使他的小手张开。让婴儿抓住拇指，用其他四根手指按摩婴儿的手背。一只手托住婴儿的手，另一只手的拇指和示指轻轻捏住婴儿的手指，从小指开始依次转动、拉伸每个手指。

4. 腹部抚触 放平手掌，顺时针方向画圆抚摩婴儿的腹部。注意动作要特别轻柔，不能离肚脐太近。

5. 背部抚触 双手大拇指平放在婴儿脊椎两侧，其他手指并在一起扶住婴儿身体，拇指指腹分别由中央向两侧轻轻抚摸，从肩部移至尾椎，反复3～4次。五指并拢，掌根到手指成为一个整体，横放在婴儿背部，手背稍微拱起，力度均匀地交替从婴儿脖颈抚触至臀部，反复3～4次（图5-5）。

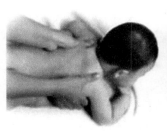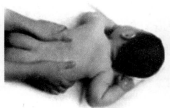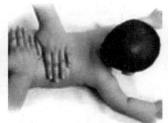

图5-5 背部抚触

6. 胸部抚触 两手分别从胸部的外下方向对侧上方交叉推行进行胸部抚触。

笔记栏

7. 下肢抚触　用拇指、示指和中指轻轻揉捏婴儿大腿的肌肉，从膝盖处一直按摩到尾椎下端。用一只手握住婴儿的脚后跟，另一只手拇指朝外握住婴儿小腿，沿膝盖向下捏压、滑动至脚踝。一只手托住婴儿的脚后跟，另一只手四指聚拢在婴儿的脚背，用大拇指指肚轻揉脚底，从脚尖抚摸到脚跟，反复 3～4 次。

8. 注意保暖，穿衣服，整理床单位。

【评价】

1. 抚触力道适宜，婴儿皮肤完好，抚触过程中婴儿舒适。
2. 抚触后婴儿表情愉快，睡眠、食欲改善。

【注意事项】

1. 每次抚触持续时间先从 5 分钟开始，再逐渐延长到 15～20 分钟。按摩前须温暖双手，将婴儿润肤液倒在掌心，不要将乳液或油直接倒在婴儿身上。

2. 进行抚触应避开婴儿感觉疲劳、饥渴或烦躁时，最好是在婴儿洗澡后或穿衣过程中进行。如果怕婴儿受凉，可以只暴露抚触部位，其他部位用毛巾遮盖保暖。

3. 在床上进行抚触时，注意保证婴儿安全，避免坠床。

4. 婴儿在 4～7 个月时开始爬行。这时候婴儿有更多的活动，无需过多按摩。

5. 抚触过程中要注意观察婴儿的肤色变化或不舒适表现，有异常情况时停止抚触。

【思考题】

关于婴儿抚触的叙述不正确的是（　　　）

A. 可以增进父母与婴儿之间的感情交流
B. 房间温度为 25℃左右
C. 在婴儿洗澡后或穿衣过程中进行
D. 按摩前须温暖双手
E. 每次抚触持续时间为 15～20 分钟

笔 记 栏

四、母乳喂养

母乳喂养是指以母乳为主要食物来源，不添加其他乳品或代乳品。

【目的】

1. 增强婴儿的免疫力。
2. 增进母婴感情，促进婴儿智力发育。

【评估】

1. 乳头情况，如产妇乳头凹陷则必须纠正，用吸奶器抽吸。
2. 婴儿病情、年龄、吸吮、吞咽、消化、吸收、排泄情况等。
3. 环境是否安静、舒适、清洁。

【计划】

1. 母亲准备　给婴儿更换尿布，母亲洗手，清洁乳头，按摩乳房。
2. 环境准备　安静，温、湿度适宜，避免对流风，采取适当遮蔽。

【实施】

1. 母亲多取坐位，抱起婴儿，斜卧于怀中，面对乳房，使乳头触及婴儿面颊或唇部。
2. 当婴儿寻觅乳头，口张开时，母亲乳头对准婴儿口腔。顺势将乳头及部分乳晕放入婴儿口中。
3. 哺乳结束后，用手帕擦净婴儿口角溢出的乳汁。一手托住婴儿头颈部，将婴儿竖着抱起并轻拍背部，婴儿打嗝后再缓缓放下，以减轻婴儿溢乳（图5-6）。如乳汁充足患儿吸不完时，应将剩余的乳汁挤出（以免乳汁淤积影响乳汁分泌或引起乳腺炎）。挤少许乳汁涂于乳头上，风干约15分钟再穿上内衣。

【评价】

1. 患儿吸吮有力。
2. 母亲喂养姿势、挤奶姿势正确。

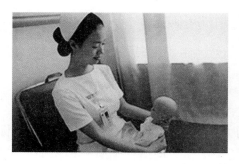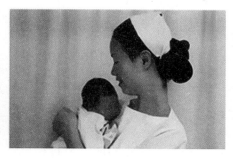

图 5-6　拍嗝的两种姿势

【注意事项】

1. 哺乳时要换边喂，一侧乳房让婴儿吮吸 10 分钟，换另一侧乳房再哺乳，尽量将一侧乳房排空后，再喂另一侧，下次哺乳时则先吃未排空的一侧。这样能够增加婴儿吮吸的兴趣，也能够让两侧乳房都得到刺激，促进泌乳。

2. 哺乳后一定要给婴儿拍嗝，尤其是对 5 个月以内的婴儿，即便是在夜间哺乳结束后，也要将婴儿竖起，拍出嗝后再缓缓放下，减少婴儿溢乳，一旦婴儿出现溢乳，要及时把婴儿头偏向一侧，避免呛奶。

3. 母亲患有急、慢性传染病，严重的肝、肾、心脏疾病不宜或应暂停哺乳。暂停哺乳者，必须定时将乳汁挤出。

【思考题】

关于母乳喂养的描述不正确的是（　　　）

A. 母乳喂养是指以母乳为主要食物来源，可添加少量其他乳品或代乳品

B. 乳汁充足患儿吸不完时，应将剩余的乳汁挤出

C. 每次哺乳应尽量将一侧乳房排空后，再喂另一侧

D. 哺乳后一定要给婴儿拍嗝

E. 婴儿出现溢乳，要及时把婴儿头偏向一侧

五、人 工 喂 养

人工喂养是指 6 个月以内的婴儿完全用牛乳、羊乳或其他代乳品喂养的方法。

【目的】

满足婴儿营养和生长发育需要。

【评估】

1. 婴儿身长、体重、头围、囟门大小，对照该月龄婴儿体格发育指标，如纯母乳喂养婴儿的体格发育指标增长未达到平均值，则应考虑添加人工喂养，根据婴儿的需求，增加配方奶或牛奶的喂养次数。

2. 产妇是否完全没有乳汁分泌，或因疾病或手术原因无法进行母乳喂养。

3. 环境是否安静、舒适、清洁。

【计划】

1. 护士准备　着装整洁，洗手，戴口罩。

2. 物品准备

（1）奶瓶容量选择：目前市售奶瓶的规格有 120ml、160ml、240ml、300ml 等，一般 0～1 月龄婴儿使用 120ml 或 160ml 容量奶瓶，随着婴儿食量增加，逐渐过渡到 240ml 至 300ml 容量。

（2）奶嘴选择：0～1 月龄婴儿吞咽能力较弱，通常选择最小号奶嘴，1～3 月龄婴儿可选择小号奶嘴，3～6 月龄婴儿可选择中号奶嘴，6 月龄以上婴儿可选择大号奶嘴。

（3）奶瓶材质选择：目前市售奶瓶材料种类繁多，有玻璃、PP、PPSU、硅胶材质等，奶嘴材质有硅胶、天然橡胶等。每种材质各有其优、劣势，可根据家庭需求、婴儿月龄进行选择。部分 4～6 月龄的婴儿已经开始尝试自己握住奶瓶，可选择材质较轻、带有握把的奶瓶进行喂养，方便婴儿抓握，锻炼婴儿动手能力。

（4）其他物品：小毛巾、尿布。

3. 环境准备　安全、安静、清洁。

【实施】

1. 核对，携用物至婴儿床旁。向家属解释人工喂养的目的及过程，并取得同意。

2. 清洁消毒奶瓶　使用奶瓶刷及流动清水彻底清洁奶瓶、奶嘴、奶瓶盖及奶瓶奶嘴衔接处，加入清水淹没过所有器皿，采用煮沸消毒法消毒奶瓶。

3. 配制奶液　将开水倒入奶瓶，晾至37℃左右，根据婴儿配方奶说明加入奶粉，将奶嘴与奶瓶衔接固定紧，上下颠倒5～10次，使奶粉充分溶解，切忌过分摇晃产生过多泡沫，婴儿服用后会在胃中囤积空气引起溢乳。将配制好的奶液滴一滴在手腕内侧皮肤上，感受奶液温度，如温度合适即可给婴儿服用。

4. 清理用物，洗手、记录。

【评价】

1. 婴儿采用人工喂养后排便性状、颜色、次数正常，无腹泻、便秘等消化不良症状。

2. 婴儿体格发育指标增长能够达到该月龄婴儿体重平均值。

【注意事项】

1. 婴儿配方奶应现配现用，按婴儿的需求量配制，一次没有服用完的奶液尽量不要下次再给婴儿服用。

2. 保证奶具的清洁，宜用后及时清洗，用前消毒奶具，防止因奶具、奶液污染而导致婴儿腹泻。

3. 根据婴儿的体格发育情况调整人工喂养次数，婴儿体格发育指标达到平均值上下较为合适。如婴儿服用某种配方奶后出现了消化不良症状，如便秘、腹泻、腹胀等，且持续一段时间仍未改善，可考虑更换配方奶的品牌。

【思考题】

关于人工喂养的说法不正确的是（　　　）

A. 人工喂养是指6个月以内的婴儿完全用牛乳、羊乳或其他代乳品喂养的方法

B. 婴儿配方奶应现配现用

C. 服用某种配方奶后出现了消化不良症状，可考虑更换配方奶的品牌

D. 一次没有服用完的奶液下次再给婴儿服用

E. 4～6月龄的婴儿可选择材质较轻、带有握把的奶瓶进行

六、儿童预防接种

预防接种是指有针对性地将生物制品接种到人体内，使人对某种传染病产生免疫能力，从而预防该传染病。预防接种是预防传染病的关键措施。社区护士应当为辖区儿童建立预防接种卡，及时通知和督促儿童家长严格按照免疫程序接种。

【目的】

有针对性地将生物制品接种到儿童体内，使儿童对某种传染性疾病产生免疫能力。

【评估】

1. 评估儿童年龄、体重、健康情况、用药史及药物过敏史，是否存在预防接种的禁忌证。
2. 注射部位的皮肤及皮下组织情况。
3. 儿童及家长对预防接种有关知识的了解程度、心理反应及合作程度。

【计划】

1. 护士准备　着装整洁，洗手，戴口罩。
2. 物品准备　基础治疗盘，注射器及针头，药液，注射卡，急救物品。
3. 环境准备　清洁、安静，温度和照明方便操作。

【实施】

1. 查验核对接种对象的姓名、预防接种证，按表5-1进行接种。向家长解释预防接种的目的及过程，并取得同意。
2. 仔细检查菌苗、疫苗，包括标签、名称、批号、生产日期和生产厂家，并检查药物是否有变色、混浊、异物、凝结等情况，发现异常坚决不用。疫苗打开包装应立即使用，放置2小时左右会失去活性。
3. 抽取药液。
4. 携用物至儿童旁。选择注射部位，常规消毒皮肤，待干。接种活疫苗、菌苗时不能用碘酒消毒。

笔记栏
....

5. 再次核对，穿刺注射（表 5-1）。

6. 拔针并按压。

7. 整理用物，洗手，记录接种疫苗种类、时间及婴儿情况。

表 5-1　常见疫苗的接种对象、部位、途径和剂量

疫苗	接种对象月（年）龄	接种部位	接种途径	接种剂量 / 剂次
乙肝疫苗	0、1、6 月龄	上臂三角肌	肌内注射	酵母苗 5μg/0.5ml，CHO 苗 10μg/1ml、20μg/1ml
卡介苗	出生时	上臂三角肌中部略下处	皮内注射	0.1ml
脊髓灰质炎疫苗	2、3、4 月龄，4 周岁		口服	1 粒
百白破疫苗	3、4、5 月龄，18～24 月龄	上臂外侧三角肌	肌内注射	0.5ml
白破疫苗	6 周岁	上臂三角肌	肌内注射	0.5ml
麻风疫苗（麻疹疫苗）	8 月龄	上臂外侧三角肌下缘附着处	皮下注射	0.5ml
乙脑减毒活疫苗	8 月龄，2 周岁	上臂外侧三角肌下缘附着处	皮下注射	0.5ml
A 群流脑疫苗	6～18 月龄	上臂外侧三角肌附着处	皮下注射	30μg/0.5ml
A＋C 流脑疫苗	3 周岁，6 周岁	上臂外侧三角肌附着处		100μg/0.5ml
乙脑灭活疫苗	8 月龄（2 剂次），2 周岁，6 周岁	上臂外侧三角肌下缘附着处	皮下注射	0.5ml

【评价】

1. 动作轻柔、迅速、准确。

2. 步骤熟练、程序规范。

3. 家长配合默契。

【注意事项】

1. 严格执行免疫程序，掌握接种的剂量、次数、间隔时间和不同疫苗的联合免疫方案。

笔 记 栏

2. 注入部位正确、角度适宜、剂量准确，及时观察注射时的反应。

3. 注意掌握接种的禁忌证　一般禁忌证有急性传染病接触史而未过检疫期者，活动性肺结核、较重的心脏病、风湿病、高血压、肝肾疾病、慢性病急性发作者，有哮喘及过敏史者，有严重化脓性皮肤病者等。特殊禁忌证：有过敏史者使用动物血清制品易发生过敏性休克或出现血清病；儿童患发热性疾病，体温在 37.5℃ 以上者，禁止服用脊髓灰质炎疫苗糖丸；正在接受免疫抑制剂治疗者，不能按常规接受接种。

4. 抽吸后剩余的药液放置时间不能超过 2 小时，剩余的疫苗应及时烧毁，避免传播疾病。

5. 接种后常见反应及处理方法

（1）全身反应：接种后 5~6 小时或 24 小时出现体温升高（活疫苗则在一定潜伏期后出现），也可出现头晕、全身不适、疲倦、恶心、呕吐、腹痛、腹泻等反应。一般此类反应轻微可不作处理，注意休息，多饮水或对症处理。高热不退或症状较重应到医院就诊。

（2）局部反应：接种后数小时至 24 小时，注射局部出现红、肿、热、痛等反应，有时会伴有局部淋巴结肿大，一般持续 2~3 天。活疫苗接种后局部反应出现较晚，持续时间较长。此类反应可用干净毛巾局部热敷并抬高患肢。

6. 接种后异常反应及处理方法

（1）过敏性休克：注射后数分钟至 2 小时出现面色苍白、烦躁不安、呼吸困难、脉搏细速、出冷汗、四肢冰冷、恶心呕吐、大小便失禁、神志昏迷等表现，抢救不及时会有生命危险。出现此类症状应立即平卧，头部放低，皮下注射 0.1% 肾上腺素 0.5~1ml，注意保暖、吸氧，根据情况采用其他抗过敏性休克的措施。

（2）晕针：由于紧张、恐惧、疲劳、空腹等原因，在注射时或注射后出现头晕、心慌、面色苍白、出冷汗、手脚冰冷、心跳加快等晕针表现。先鉴别是否为过敏性休克，确定为晕针即刻平卧，饮少量热水。

【思考题】

1. 出生后 24 小时必须接种的疫苗是（　　　）

A. 卡介苗　　　　　　　　　　　B. 乙肝疫苗

C. 脊髓灰质炎减毒活疫苗糖丸　　D. 白百破疫苗

E. 麻疹减毒活疫苗

2. 接种后发生过敏性休克首先应（　　　）

A. 立即平卧，头部放低，皮下注射 0.1% 肾上腺素 0.5～1ml

B. 可不作处理

C. 注意休息，多饮水

D. 注意保暖、吸氧

E. 胸外心脏按压

七、小儿头皮静脉输液技术

小儿头皮静脉非常丰富，分支甚多，互相沟通交错成网且比较表浅，易于固定。为方便患儿肢体活动，婴幼儿静脉输液多采用头皮静脉。

【目的】

1. 补充液体、营养维持体内电解质平衡。
2. 使药物快速进入体内。

【评估】

1. 患儿穿刺部位皮肤、血管状况。
2. 患儿病情及合作程度。

【计划】

1. 护士准备　着装整齐，洗手，戴口罩。
2. 物品准备　治疗盘、皮肤消毒液、输液卡、药液、棉签、剃刀、敷贴、胶布、一次性头皮针、弯盘、输液器、输液架，必要时备约束用物。
3. 环境准备　清洁、舒适，光线明亮。必要时屏风遮挡，请无关人员回避等。
4. 患者准备　进食、排空大小便。

【实施】

1. 核对医嘱，携用物至患儿床旁。向患儿及家属解释头皮静脉穿刺的目的及过程，取得配合，协助患儿排尿。

2. 洗手、戴口罩，在治疗室内按医嘱配输液，插好输液器。

3. 携用物至患儿床旁，查对无误后将输液瓶挂于输液架上，排尽空气。

4. 助手固定患儿肢体及头部，操作者立于患儿头侧选择静脉，选好血管后，根据情况剃去穿刺部位头发，擦净备皮区皮肤，以清晰暴露血管。

5. 消毒穿刺部位皮肤。

6. 护士用左手拇指、示指分别固定静脉两端，右手持针与皮肤成 5°～15°角沿静脉向心方向平行刺入。

7. 见回血后缓慢推入少许，确定穿刺成功后用胶布固定针头。

8. 再次核对患儿及所输液体，按医嘱调节好滴速。

9. 整理患儿床单位及处理用物，观察输液后有无不良反应。告知家长如输液过程中发生液体外渗或患儿有其他异常反应，立即通知护理人员。

10. 洗手，记录穿刺时间和执行情况。

【评价】

1. 穿刺处无红肿，静脉输液通畅。

2. 头皮针固定好。

【注意事项】

1. 一旦发生外渗，应立即停止给药，采用 50% 硫酸镁湿敷。

2. 有些药物不宜经头皮静脉实施输液治疗，包括化疗药物、持续腐蚀性药物治疗、肠外营养、pH 低于 5 或高于 9 的液体或药物以及渗透压大于 600mmol/L 的液体。

3. 禁止在感染、瘢痕、骨隆突、水肿、血管弯曲、皮肤色素沉着及已被破坏的血管处进行穿刺。

4. 选择血管时宜选择直而易于固定部位的血管，2 岁以内小儿首选额静脉，次选颞静脉、耳后静脉、枕静脉。

5. 经常巡视，观察患儿及输液情况。注意患儿体位、舒适度，观察输液速度、有无输液反应等异常情况。

【思考题】

头皮静脉输液发生外渗，可用于湿敷的物质是（　　　）

A. 1%～4% 碳酸氢钠　　　　　　　B. 20% 甘露醇

笔记栏

C.　盐水　　　　　　　　　　　D.　50% 乙醇

E.　50% 硫酸镁

第二节　妇女护理常用技术

育龄妇女保健是以维护和促进其健康为目的，以预防为主，以保健为中心，以基层为重点、社区育龄妇女为对象，防治结合，开展以生殖健康为核心的保健工作。

一、乳腺自查技术

乳腺自查是女性通过采用正确的检查手法，在最佳时间即月经来潮后 9～11 天进行乳房自我检查，以发现异常情况的一种简便易行、安全无创伤的乳房自我检查方法。

【目的】

早期发现乳房病灶。

【评估】

1. 环境的隐蔽性及自我保护情况。

2. 乳房自我检查的时间是否正确　绝经前（月经来后第 7～10 天），绝经后每月固定一天。

【计划】

1. 物品准备　一面镜子（面积可以照射上半身）。

2. 环境准备　关闭门窗，室温适宜，光线明亮，隔离帘遮挡。

【实施】

1. 视诊

（1）自我检查者面对镜子取站位或坐位，脱去上衣，观察双侧乳房大小、双侧乳头方向及位置是否一致。将双手叉腰，用力支撑髋部，使胸肌紧张后检查乳房有无变化（图 5-7）。

（2）两侧手掌相握，两臂高举伸直至头顶，观察双侧乳房皮肤是否红肿、凹陷（图 5-8）。

2. 触诊　乳腺正常表现是柔软、无肿块、无硬结、无触痛感。

（1）平卧位检查乳房时肩后垫高，检查右乳时可将右手枕在头下，便于左手检查（图 5-9）。

（2）三指靠拢伸平，用指腹部位以适当力度按压、滑动、螺旋式按摩乳房，检查整个乳房组织，包括乳腺尾叶及两侧腋窝，注意有无肿大淋巴结。

（3）拇指及示指挤压乳头，注意有无液体流出，乳头下方有无肿块（图 5-10）。

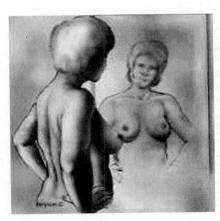
图 5-7　双手叉腰

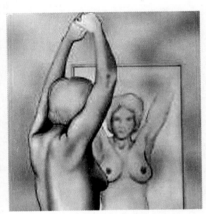
图 5-8　手掌相握

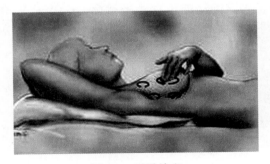
图 5-9　平卧检查

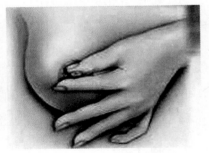
图 5-10　乳头检查

【评价】

1. 环境隐蔽。

2. 乳房自检方法正确。

【注意事项】

1. 触诊检查时避免抓捏乳房，检查由乳房外周开始，以圆圈状触诊方式向内移动，直至触到乳头处。

2. 乳房的外上部分是肿瘤的高发部位，检查时应特别仔细。

【思考题】

未绝经妇女乳房自我检查的时间是（　　　　）

A. 月经来前第 10～15 天　　　　B. 月经来后第 10～15 天

C. 月经来前第 7～10 天　　　　D. 月经来后第 7～10 天

E. 月经来时

二、会阴湿热敷

会阴湿热敷是指用湿热纱布覆盖于患者会阴部位，促进血液循环，增强局部白细胞的吞噬作用和组织活力，从而刺激局部组织生长和修复，达到治疗的目的。

【目的】

1. 缓解会阴水肿，促进血肿吸收，治疗伤口硬结。

2. 降低神经末梢兴奋性，缓解局部疼痛。

【评估】

1. 患者会阴部水肿、疼痛及切口硬结程度。

2. 患者会阴部是否发生了早期感染。

3. 环境是否整洁、安静、隐蔽。

【计划】

1. 护士准备　着装整洁，洗手，戴口罩。

2. 物品准备　治疗车、治疗盘（内放弯盘）、治疗碗（内置肥皂水棉球数个）、持物钳、橡胶布、垫巾、冲洗壶（内盛 38℃温水）、便器、凡士林软

笔 记 栏

膏 1 支、无菌纱布、热敷垫 1 个、热水袋 1 个。

　　3. 环境准备　关闭门窗，拉上窗帘，屏风遮挡，请无关人员回避。

　　4. 患者准备　患者了解操作的目的，配合操作。

【实施】

　　1. 核对医嘱，携用物至患者床旁。解释，取得患者配合。

　　2. 协助患者取仰卧位，双腿屈曲分开。将垫巾垫于臀下，将裤子退至膝部，用被单盖患者腹部。铺橡胶布、治疗巾，置便器于臀下，进行会阴冲洗（见会阴部清洁技术）。

　　3. 会阴冲洗后，撤掉便器。

　　4. 在热敷部位涂一层凡士林，盖上无菌纱布，将热敷溶液中的热敷垫置于纱布外，再盖上棉垫。

　　5. 外放热水袋，以延长热敷时间，也可每隔 3～5 分钟更换热敷垫。

　　6. 热敷完毕，撤走热敷垫及纱布，取出垫巾。

　　7. 协助患者穿好裤子，取舒适卧位，整理床单位。

　　8. 整理用物，洗手，记录湿热敷时间及效果。

【评价】

　　1. 患者自感疼痛减轻。

　　2. 操作准确无误，未发生局部组织烫伤。

【注意事项】

　　1. 湿热敷的温度为 41～48℃，热敷范围为病损区域的 2 倍，避免热敷垫温度过高，导致患者局部组织烫伤。热敷时间为 15～20 分钟，每日进行 2 次。

　　2. 密切观察产妇热敷部位局部状况，尤其是休克、昏迷及感觉不敏感者。

【思考题】

关于会阴湿热敷的描述不正确的是（　　　）

A. 湿热敷的温度为 41～48℃　　　　B. 热敷范围为病损区域的 2 倍

C. 热敷时间为 15～20 分钟　　　　　D. 擦洗由内向外，自上而下

E. 每隔 3～5 分钟更换热敷垫

三、阴道灌洗术

阴道灌洗能有效地去除阴道内的致病菌，改变阴道内的 pH 环境，达到抑菌效果。常用于控制和治疗阴道炎、子宫颈炎及妇科手术前的阴道准备。

【目的】

1. 促进阴道血液循环，缓解局部充血，减少阴道分泌物，治疗阴道炎症。
2. 妇科手术前的阴道准备。

【评估】

1. 患者的灌洗药液选择是否合适。
2. 灌洗的环境是否安全、安静、隐蔽，通风状态是否良好。
3. 灌洗装置功能是否正常。

【计划】

1. 护士准备　着装整洁，洗手，戴口罩。
2. 物品准备
（1）常用物品：灌洗筒、调节器、阴道灌洗头、弯盘、橡皮布、治疗巾、便盆、窥阴器、灌洗溶液、水温计。
（2）根据病情和阴道 pH 选择合适的灌洗液体。常用的灌洗液有 1：5000 高锰酸钾溶液、1% 乳酸溶液、0.5% 乙酸溶液、2%～4% 碳酸氢钠溶液、生理盐水等。灌洗液的选择原则为：滴虫性阴道炎用酸性溶液灌洗，真菌性阴道炎用碱性溶液灌洗，非特异性炎症用一般消毒液；灌洗液温度适宜（38～41℃）。
（3）灌洗包：长柄卵圆钳 2 把，干纱球 2 个，小碗 1 个，窥阴器 1 个。
3. 环境准备　关闭门窗，拉上窗帘，屏风遮挡，请无关人员回避。
4. 患者准备　了解操作的目的，排尿，配合操作。

【实施】

1. 核对，备齐用物，携至病人床边，解释，取得合作。
2. 协助患者排空膀胱，取截石位。臀下铺橡皮中单，单上放便盆。
3. 戴手套。
4. 将灌洗筒挂于距床沿 60～70cm 的支架上，连接橡皮管，排去管内空气，调节水温为 40℃左右，备用。

5. 用灌洗液冲洗外阴部，然后分开小阴唇，将窥阴器插入阴道内，将灌洗头沿阴道纵壁方向轻轻插入至后穹隆处（6～8cm）开始灌洗，以 7～10 分钟内流量约 1000ml 的速度边冲洗边在阴道内左右上下移动灌洗头，冲洗时轻轻旋转窥阴器更换位置，使灌洗液能达到阴道的各个部位并冲净为止，最后用窥阴器向下按压，使阴道内残留的液体完全流出。

6. 冲洗液将近流完（约剩 100ml）时，夹紧橡皮管，取出灌洗头和窥阴器，再冲洗一遍外阴部，然后扶患者坐在便盆上 1～2 分钟，使阴道内存留的液体排干净。

7. 灌洗毕，协助患者用干纱布擦干外阴，撤离便盆，整理用物及床单，穿好衣裤，并协助患者卧于舒适体位。

8. 脱手套，洗手、记录。

附：家庭式阴道灌洗方法

患者采用仰卧位或背向后靠的仰坐位，也可采用蹲位。按照灌洗说明书要求，取抗菌洗剂一袋（含量 5ml），倒入容器瓶中稀释成一瓶液体，然后握紧容器瓶身，将灌洗头向外拨动，直到露出灌洗头尾部的小孔，听到咔嗒一声，表示灌洗头已定位，可以进行冲洗；握住药瓶，将灌洗头轻轻送入阴道内，然后浅捏浅放，让液体以脉冲式冲入阴道内进行灌洗。灌洗器启用后，如重复使用，一定要按其说明书浸泡消毒或擦拭消毒后再用，避免因消毒不当引发感染。

【评价】

1. 患者正确理解阴道灌洗的意义。
2. 患者掌握阴道灌洗的方法。
3. 患者了解阴道灌洗的适应证。

【注意事项】

1. 妇科检查前三天内不要进行阴道灌洗，因为灌洗后会把一些可能透过切片检查才能检测到的脱落癌细胞冲洗掉。

2. 正常情况下不需要阴道灌洗，过度清洗会破坏阴道内环境的平衡，引发感染。

3. 如需阴道上药者，应先行阴道灌洗，擦干后再行阴道上药。

4. 子宫颈癌患者有活动性出血者，禁止灌洗，以免引发大出血。

5. 月经期、产后 42 天内、人工流产术后、宫口未闭和阴道内出血者容易引起上行感染，严禁阴道灌洗。

6. 灌洗液温度适宜，过低会使患者不舒适，过高则可能烫伤患者的阴道黏膜。

【思考题】

1. 阴道灌洗液温度应为（　　　）

A. 35～40℃　　　B. 50～60℃　　　C. 30～35℃

D. 38～41℃　　　E. 40～45℃

2. 以下情况可以进行阴道灌洗的是（　　　）

A. 宫颈炎　　　B. 月经期　　　C. 产后 42 天内

D. 人工流产术后　E. 宫口未闭

四、坐　浴

坐浴法是用药物煮汤置盆中，将需要消炎的部位置于水里，让患者坐浴，使药液直接浸入肛门或阴道，以治疗某些疾病的方法。

【目的】

1. 通过热效应，增进血液循环，促进产妇术后伤口愈合。

2. 缓解或减轻伤口肿胀及疼痛。

3. 预防各类妇科炎症。

4. 治疗外阴瘙痒。

【评估】

1. 根据患者病情选择合适的坐浴液。

2. 环境是否安静、整洁、隐蔽。

【计划】

1. 护士准备　着装整洁，洗手，戴口罩。

2. 物品准备　选择合适的坐浴器具和坐浴液。

3. 环境准备　关闭门窗，拉上窗帘，屏风遮挡，请无关人员回避。

4. 患者准备　患者了解操作的目的，配合操作。

【实施】

1. 坐浴前嘱患者排空大、小便，并用肥皂和刷子将坐浴器具刷洗干净。

2. 盆内放入 40℃左右温开水或指定的坐浴药液 1/3～1/2 满，用手腕内侧放入水中测温度是否合适。

3. 患者洗净会阴及双手，脱裤至膝。

4. 坐浴时，先用小毛巾蘸水接触皮肤，能忍受即可慢慢坐入盆中，浸没会阴部，时间为 15～20 分钟，一天坐浴 1～2 次。

5. 坐浴结束，用干净小毛巾由前至后擦净局部，更换衣裤，清理所用的物品。

【评价】

1. 患者的坐浴方法正确。

2. 局部炎症得到控制。

3. 外阴瘙痒症状好转。

【注意事项】

1. 月经期、妊娠、产后两周内、盆腔急性炎症或阴道出血者不宜坐浴。

2. 防止烫伤，水温要适度，臀部及外阴要轻轻浸入坐浴液中，随时调节水温。

3. 选择合适的坐浴地点，排空膀胱，注意遮蔽，避免受凉。

4. 不能滥用药物，要遵医嘱使用药物坐浴，一般情况下使用温水坐浴即可。

【思考题】

以下情况可以进行坐浴的是（　　　）

A. 月经期　　　　B. 妊娠　　　　C. 产后两周

D. 外阴瘙痒　　　E. 阴道出血

笔 记 栏
· · · · · · · · ·

五、阴道或子宫颈上药技术

阴道或子宫颈上药是治疗生殖器局部炎症最直接、行之有效的治疗方法，可使药物直接作用于患处，疗效确切，使用方便。

【目的】

治疗阴道炎、宫颈炎。

【评估】

1. 患者的病情及对所用药物相关知识的知晓程度。
2. 药物的性能。
3. 患者家属的配合程度。

【计划】

1. 护士准备　着装整洁，洗手，戴口罩。
2. 物品准备　阴道灌洗用品、窥阴器、消毒长棉球、长镊子、干棉球、带线棉球、药品、一次性无菌手套。
3. 环境准备　关闭门窗，拉上窗帘，屏风遮挡，请无关人员回避。
4. 患者准备　患者了解操作的目的，排空膀胱，配合操作。

【实施】

1. 核对医嘱，携用物至患者床旁。
2. 患者取屈膝仰卧位，双腿分开，暴露会阴部。
3. 护士戴上手套。上药前先行阴道灌洗或擦洗。
4. 将窥阴器暴露阴道、子宫颈后，用消毒干棉球拭去分泌物，以使药物直接接触炎性组织，提高疗效。
5. 根据病情及药物的不同性状可采用不同的给药方法
（1）涂擦法：用长棉签蘸取药液，均匀涂抹子宫颈或阴道病变处。
（2）喷撒法：将粉剂药物装于喷雾器中，进行喷射，使药物粉末均匀分布于炎性组织表面。
（3）阴道后穹隆塞药：由操作者带上无菌手套后将栓剂、片剂、丸剂等

笔 记 栏
. . . .

药品直接塞入阴道后穹隆或紧贴子宫颈。也可用窥阴器暴露子宫颈后，用长镊子或卵圆钳夹住药片后放进。

（4）子宫颈棉球上药：用带线尾的棉球浸蘸药液或喷撒粉剂后塞至子宫颈处，将线尾留在阴道口外，并用胶布固定于阴阜侧上方，嘱病人放药 12～24 小时后，牵引棉球线尾取出棉球。

6. 协助患者穿好裤子，取舒适卧位，整理床单位及用物。

7. 洗手，记录用药时间。

【评价】

1. 患者的上药方法正确。

2. 局部炎症得到控制。

【注意事项】

1. 注意保护患者隐私部位。

2. 阴道用药常在睡前置入，可延长药物作用时间，提高疗效。治疗期间避免性生活。

3. 用药期间，保持外阴清洁、干燥，穿棉质透气的内裤，并每日更换。

【思考题】

阴道上药后，应至少平卧（　　　）

A. 5 分钟　　　　B. 10 分钟　　　　C. 15 分钟

D. 20 分钟　　　　E. 30 分钟

（吴妮娟）

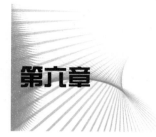

第六章

社区康复护理技术

第一节 日常生活活动能力训练技术

一、更 衣 训 练

【目的】

教会患者穿脱衣服、裤子、鞋袜。

【评估】

1. 患者的认知能力，评估患者各个肢体的感觉功能。
2. 患者各个肢体的运动功能。
3. 患者现有的穿脱衣服、裤子、鞋袜等能力。

【计划】

1. 护士准备　衣帽整洁，洗手，戴口罩。
2. 物品准备　套头上衣、开襟上衣、裤子、袜子、鞋。
3. 环境准备　安全、安静、整洁、舒适，适合更衣。
4. 患者准备　患者了解更衣训练目的，配合操作。

【实施】

1. 穿脱套头上衣
（1）穿衣时，患者取坐位，将衣服背面朝上摆好放在膝上。
（2）健侧手将衣服拿起并帮助患侧手插入衣袖，穿好患侧手；健侧手再插入另一侧衣袖，穿好健侧手。

（3）健侧手将患侧衣服尽可能拉到肩部，再将头套入领口，最后拉下衣服整理平整（图6-1）。

（4）脱衣时，用健侧手提后衣领向上、向前拉，脱下头部衣服，再脱下衣袖。

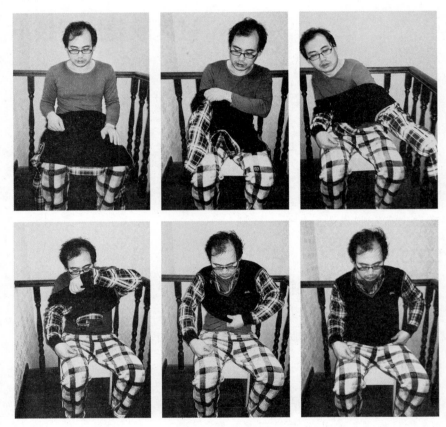

图6-1　穿套头上衣

2. 穿脱开襟上衣

（1）穿衣时，患者取坐位，将衣服正面朝上，摆好放在膝上。

（2）健侧手将衣服拿起并帮助患侧手插入衣袖，穿好患侧衣袖；健侧手再将衣服拉到健侧斜上方，穿入健侧上肢，整理平整，系好扣子（图6-2）。

（3）脱上衣时，用健手解开扣子，再将患侧脱至肩以下，拉健侧衣领到肩以下，健侧上肢伸直向后，待两侧上衣自然滑下退出健手，再脱去患侧衣袖。

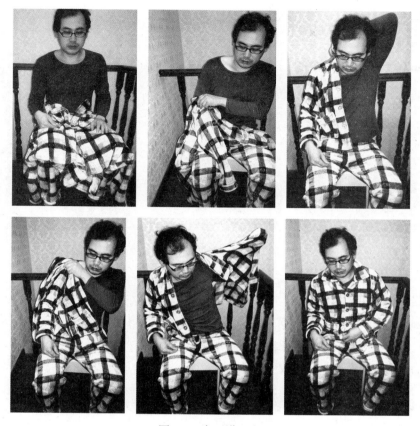

图 6-2　穿开襟上衣

3. 穿脱裤子

（1）患者取坐位，健侧手将患侧腿抬起并放于健侧膝盖上，用健侧手穿好患侧裤腿至膝以上。

（2）放下患侧腿，健侧手协助健侧腿穿好裤腿至膝以上，患者站起将裤子拉至腰部，整理（图 6-3）。

（3）脱裤子时，先用健侧手将裤子脱至膝盖上，患者坐下，先将健侧裤腿脱下，再将患侧腿抬起并放于健侧膝盖上脱下患侧裤腿。

4. 穿脱鞋袜

（1）穿鞋袜时，患者取坐位，将患侧腿抬起并放于健侧膝盖上，用健手为患足穿袜子和鞋，或使用自助具帮助穿好袜子和鞋。

（2）将患腿放回地面，重心转至身体患侧，再将健侧腿放在患侧膝盖上，

笔 记 栏

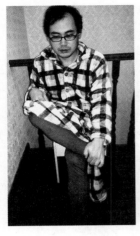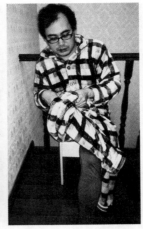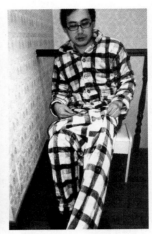

图 6-3　穿裤子

穿好健侧的袜子和鞋。

（3）脱鞋袜时，患者取坐位，重心在身体患侧，再将健侧腿放在患侧膝盖上，脱下健侧的袜子和鞋。

（4）将患侧腿抬起并放于健侧膝盖上，用健手脱下患侧的袜子和鞋。

【评价】

1. 训练过程中患者能积极配合，未出现安全意外。
2. 患者能基本掌握穿脱衣服、裤子、鞋袜的方法。

【注意事项】

1. 鼓励家属积极参与，并掌握正确的指导患者穿脱衣服的方法。
2. 偏瘫患者穿衣时应先穿患侧，脱衣时先脱健侧。
3. 关节活动范围受限的患者，应选择宽大的开衫衣。
4. 对穿衣有困难者可以使用穿衣自助具，如拉衣钩、纽扣器、穿袜器等。

【思考题】

关于更衣训练的说法不正确的是（　　　）

A. 偏瘫患者穿衣时应先穿健侧

B. 偏瘫患者脱衣时应先脱健侧

C. 关节活动范围受限的患者，应选择宽大的开衫衣

D. 脱衣服比穿衣服容易，可先练习脱衣服

E. 穿上衣比穿裤子容易，可先练习穿上衣

二、用 餐 训 练

【目的】

1. 训练患者咀嚼和吞咽功能，保证机体营养摄入。
2. 掌握正确的用餐体位、用餐方法。

【评估】

1. 患者的认知能力，评估患者咀嚼和吞咽功能。
2. 患者坐位平衡能力。

【计划】

1. 护士准备　衣帽整洁，洗手，戴口罩。
2. 物品准备　餐具、食物、餐桌、纸巾等。
3. 环境准备　安全、安静、整洁、舒适，适合用餐。
4. 患者准备　患者了解用餐训练目的，配合操作。

【实施】

1. 坐位平衡训练

（1）患者用健侧手和肘部力量坐起，也可由他人帮助坐起或使用辅助器具等坐起。

（2）患者在床上左右摆动或前后移动能够维持平衡，注意保护患者安全。

2. 咀嚼和吞咽功能训练

（1）患者取坐位，双手放在腹前，鼻吸气、口呼气3～5次。

（2）下颌张大，左右移动各3～5次。

（3）鼓腮，缩腮各3～5次。

（4）舌外伸左右活动各3～5次，舌前伸及后退各3～5次，两侧转颈及左右倾斜各3～5次。

（5）上提双肩、下垂双肩各 3～5 次，双上肢上举及侧弯各 3～5 次。

3. 抓握餐具训练　训练患者抓握带有 C 形把手的杯子，训练患者抓握汤匙时，如果患者完成动作难度较大，可以将汤匙把手加粗。

4. 进食训练

（1）根据患者咀嚼和吞咽能力选择合适的食物，对咀嚼和吞咽功能有障碍患者，宜选择密度均匀、适当黏性而不易松散、易变形的偏凉食物。

（2）将食物和餐具放在患者便于取用的位置，用健侧手把食物送入口中偏健侧的位置，慢慢咀嚼并吞咽食物。

（3）帮助患者用健侧手把食物放在患侧手中，再由患侧手将食物放于口中，以训练健、患手功能的转换。

【评价】

1. 训练过程中患者能积极配合，未出现噎食等安全意外。

2. 患者能基本掌握用餐的方法。

【注意事项】

1. 鼓励家属积极参与，并掌握正确的指导患者用餐的方法。

2. 偏瘫患者进食时尽量将食物放在口腔健侧，以利于咀嚼和吞咽食物。

3. 对于抓握不稳或无法正常使用餐具的患者，可将餐具进行改造。如使用盘档、防滑垫等防止食物散落，使用加粗或加长的刀叉便于患者抓握。

【思考题】

对咀嚼和吞咽功能有障碍的患者不宜选取的食物是（　　　　）

A. 密度均匀的食物　　　　B. 适当黏性而不易松散的食物

C. 稀饭　　　　　　　　　D. 果汁

E. 偏热食物

三、手功能训练

【目的】

训练患者手的功能，维持手抓物、取物的基本功能，训练手的精细动作。

【评估】

1. 患者的认知能力。
2. 采用 Jebsen 手功能评估系统对手功能做 7 个方面的测试
（1）写一句话。
（2）翻书本大小的卡片（模仿翻书）。
（3）拾起小件物品。
（4）堆放棋子。
（5）模仿进餐。
（6）拿起大而轻的物品。
（7）拿起大而重的物品。

【计划】

1. 护士准备　衣帽整洁，洗手，戴口罩。
2. 物品准备　套头上衣、开襟上衣、裤子、袜子、鞋。
3. 环境准备　安全、安静、整洁、舒适。
4. 患者准备　患者了解手功能训练目的，配合操作。

【实施】

1. 患者取坐位，握直径 5cm 大小弹性小球，抓起并握紧保持 10 秒，放下（图 6-4A）。
2. 患者取坐位，握直径 2cm 木棒，抓起并握紧保持 10 秒，放下（图 6-4B）。
3. 患者取坐位，桌上放一张硬纸片，从侧面捏起再放下，也可练习捏名片、扑克牌、钥匙，拧锁等（图 6-4C）。
4. 患者取坐位，桌上放一细小物体，如牙签、针或豆子等，从桌面捏起再放下。
5. 患者取坐位，通过正确姿势握笔即用拇指和示指远端指腹握笔练习写字，以及正确姿势握筷子练习使用筷子（图 6-4D）。
6. 患者取坐位，桌上放一圆桶状物，从桌面上握住拿起再放下（图 6-4E）。

笔记栏

7. 患者取坐位，桌上放一圆桶状物，如水杯等，从水杯上方杯口处把杯从桌面上拿起再放下（图 6-4F）。

8. 患者取站位，手四指（拇指除外）弯曲成钩状，提起水壶、书包、塑料袋、小篮子等物（必要时加重量），拿起再放下（图 6-4G）。

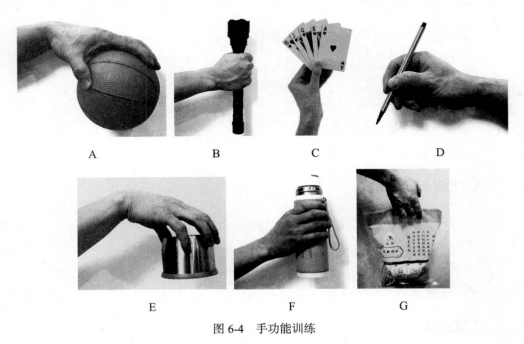

图 6-4 手功能训练

【评价】

1. 训练过程中患者能积极配合，未出现安全意外。

2. 患者能基本掌握手功能训练的方法。

【注意事项】

1. 鼓励家属积极参与，并掌握正确的指导患者训练的方法。

2. 运动量控制适宜，适当地放松肌肉、休息关节，遵循疲劳而不过度疲劳的原则。

3. 掌握正确、平稳、渐进和协调的训练节律，遵循超负荷恢复原则。若训练间隔太短，肌肉疲劳尚未完全恢复，继续训练易致肌肉劳损；若间隔太长，超负荷恢复已消退，无法使肌肉收缩力增强。

【思考题】

下列不属于 Jebsen 手功能评估系统中测试内容的是（　　　）

A. 模仿翻书　　B. 拾起小件物品　　C. 打字

D. 堆放棋子　　E. 模仿进餐

第二节　运动功能康复技术

一、肌力训练

【目的】

维持或增强患者肌肉收缩力量。

【评估】

1. 患者的认知能力。
2. 患者重要肌群的肌力。
3. 评估患者各个肢体的运动情况。

【计划】

1. 护士准备　衣帽整洁，洗手，戴口罩。
2. 物品准备　沙袋、哑铃等。
3. 环境准备　安全、安静、整洁、舒适。
4. 患者准备　患者了解肌力训练目的，配合操作。

【实施】

1. 被动运动　当肌力为 0～1 级（即肌肉没有收缩或肌肉虽能收缩但不产生关节运动）时，可进行被动运动，如推、揉、捏、按摩等，或对肌肉进行电刺激。

2. 辅助主动运动　当肌力为 1～2 级时（即肌肉在去除肢体重力后能够活动关节），可将肢体放在光滑的台面上做水平运动，也可将肢体放于温水中利用浮力减除肢体的部分重力运动，还可以利用绳索、滑轮等简单装置将肢

笔记栏
. . . .

体悬挂起运动。

3. 主动运动　当肌力达 3 级时（即肌肉能够抗肢体重力活动关节），可以让患者运动肢体的各个关节达到最大范围。

4. 抗阻主动运动　当肌力已达 3 级或以上时（即肌肉能够抗外力并活动关节），可进行抗阻主动运动。

（1）等长抗阻训练：是一种肌肉静态收缩的训练，训练时肌肉收缩力量不断加大，但是肢体基本保持不动，如上肢可进行抬、拉重物训练，下肢可进行踢、伸练习（图 6-5）。

（2）等张抗阻训练：是一种肌肉动态收缩的训练，训练时肌肉收缩力量不变，肢体关节不断运动，如举哑铃训练、拿沙袋训练等（图 6-6）。

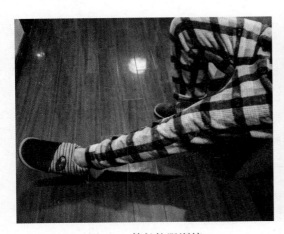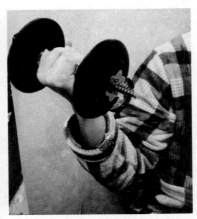

图 6-5　等长抗阻训练　　　　　　图 6-6　等张抗阻训练

【评价】

1. 训练过程中患者能积极配合，未出现安全意外。
2. 患者能基本掌握肌力训练的方法。

【注意事项】

1. 鼓励家属积极参与，并掌握正确的指导患者肌力训练的方法。
2. 肌力训练后要评估患者的全身状态及局部反应，大负荷的训练时要重点观察患者的脉搏、心跳、血压及局部有无不适或酸痛情况，局部酸痛时要给予按摩或热敷。

3. 有心脑血管疾病的患者在进行大负荷的等长抗阻训练时应提醒病人保持呼吸通畅，避免屏气，以免增加心血管负担。

4. 增强肌力需进行超负荷抗阻训练，训练强度应循序渐进。

【思考题】

1. 举哑铃、拿沙袋训练属于（　　　　）
A. 被动运动　　　B. 主动运动　　　C. 等长抗阻运动
D. 等张抗阻训练　　　　　　　　　E. 等速运动

2. 要想增强患者肌力必须进行（　　　　）
A. 被动运动　　　B. 主动运动　　　C. 等长抗阻运动
D. 等张抗阻训练　　　　　　　　　E. 超负荷抗阻训练

3. 当肌力为 1～2 级时应进行（　　　　）
A. 被动运动　　　B. 主动运动　　　C. 辅助主动运动
D. 等张抗阻训练　　　　　　　　　E. 等长抗阻运动

二、平 衡 训 练

【目的】

维持或增强患者的平衡能力，防止跌倒和摔伤，为行走训练奠定基础。

【评估】

1. 患者的认知能力。
2. 患者坐位平衡以及站立平衡的能力。

【计划】

1. 护士准备　衣帽整洁，洗手，戴口罩。
2. 物品准备　椅子等。
3. 环境准备　安全、安静、整洁、舒适。
4. 患者准备　向患者及家属解释平衡训练的目的、方法，并征得同意。

【实施】

1. 坐位平衡训练

（1）静态平衡训练，患者坐在椅子上，保持平衡（图 6-7）。

（2）自动动态平衡训练，患者坐在椅子上，身体前、后、左、右移动并能保持平衡，或患者坐在椅子上，伸手取用放在旁边不同位置的物体维持平衡（图 6-8）。

（3）他动动态平衡训练，患者坐在椅子上，护士前、后、左、右轻推患者，患者能够维持平衡。

2. 站立平衡训练

（1）静态平衡训练，患者双腿站立，保持平衡（图 6-9）。

（2）自动动态平衡训练，患者双腿站立，身体前、后、左、右移动并能保持平衡，或患者站立，伸手取用放在旁边不同位置的物体维持平衡（图 6-10）。

（3）他动动态平衡训练，患者双腿站立，护士前、后、左、右轻推患者，患者能够维持平衡。

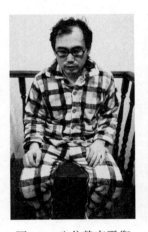 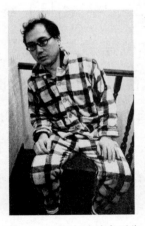 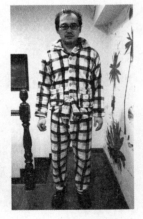

图 6-7　坐位静态平衡　　　图 6-8　坐位自动动态平衡　　　图 6-9　站立静态平衡

【评价】

1. 训练过程中患者能积极配合，未出现安全意外。

2. 患者能基本掌握平衡训练的方法。

笔 记 栏

【注意事项】

1. 鼓励家属积极参与，并掌握正确的指导患者平衡训练的方法。

2. 平衡训练时，护士要时刻注意患者的安全，防止跌倒。

3. 训练时由易到难，从坐位平衡到站立平衡，从静态平衡到自动动态平衡再到他动动态平衡。

4. 训练时由最稳定的体位过渡到最不稳定的体位。

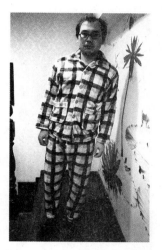

图 6-10　站立自动动态平衡

【思考题】

下列属于平衡训练方式的是（　　　　）

A. 静态平衡训练 　　B. 自动动态训练

C. 左右平衡训练 　　D. 前后平衡训练

E. 他动动态训练

三、体位摆放与体位变换训练

良好体位摆放主要指躯干、四肢的良好体位，在脑损伤病人的康复中，良好体位的摆放可以防止和对抗痉挛姿势的出现、保护肩关节、早期诱发分离运动，使躯干和肢体保持在功能状态。体位变换是指人体从一种体位转换到另一种体位的过程，具有保持关节活动度，防止关节挛缩，预防压疮和肺部感染，改善周围循环的作用。

【目的】

患者能够完成各种体位的转换。

【评估】

1. 患者的认知能力。

笔 记 栏

· · · · · · · · · · ·

2. 患者躯体情况以及患者的运动功能。

【计划】

1. 护士准备　衣帽整洁，洗手，戴口罩。
2. 物品准备　床、座椅、轮椅、坐便器等。
3. 环境准备　安全、安静、整洁、舒适。
4. 患者准备　患者了解训练目的，配合操作。

【实施】

1. 体位摆放

（1）患侧卧位（脑卒中患者首选体位）

1）患侧肢体处于下方，健侧肢体在上方。

2）头下垫枕，躯干稍向后旋转，后背用枕头支撑。

3）健侧上肢置于身上或身后，健侧下肢屈曲置于枕上。

4）患肩向前伸出、肘关节伸直，掌心向上，手中不拿任何东西，以免诱发抓握反射而加重屈肌痉挛。患侧下肢髋关节后伸并微屈曲，膝关节略屈曲，踝关节屈曲90°，保持中间位（图6-11）。

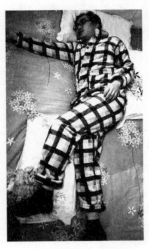

图 6-11　患侧卧位

（2）健侧卧位

1）健侧肢体处于下方，患侧肢体处于上方。

2）头下垫枕，胸前抱一枕头，健侧肢体自然放置。

3）患侧肩关节屈曲，上肢伸直，前臂旋前，腕、指伸展置于枕上，患侧下肢垫枕，保持屈髋、屈膝位（图6-12）。

（3）仰卧位

1）患者仰卧，头下垫枕，健侧肢体自然放置（图6-13）。

2）患侧肩关节下垫枕，使肩上抬，肘关节伸直，腕关节背伸，手指伸开（防上肢挛缩），患侧髋关节

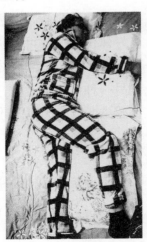

图 6-12　健侧卧位

笔 记 栏
. . . .

下垫枕（防髋关节外旋），膝关节下垫枕（防膝关节过伸），踝关节保持90°（防足下垂），膝关节内旋（防膝关节外旋）。

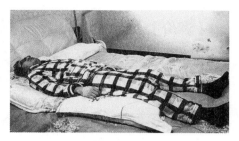

图6-13　仰卧位

2. 体位转移

（1）床上翻身

1）从仰卧位到患侧卧位：患者仰卧，双侧髋、膝屈曲，双上肢Bobath（患侧拇指置于健侧拇指上方）握手，肩上举，健侧上肢带动患侧上肢先摆向健侧，再摆向患侧，借惯性翻向患侧。

2）从仰卧位到健侧卧位：患者仰卧，健足放于患足下方。双手Bobath握手，上举后向左、右两侧摆动，利用躯干的旋转和上肢摆动的惯性向健侧翻身（图6-14）。

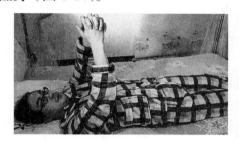 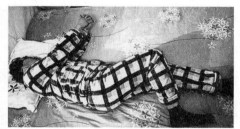

图6-14　从仰卧位到健侧卧位

（2）由卧位到床边坐位

1）先指导患者移至床边，患者取仰卧位，指导患者用健手将患手固定在胸前，移动上身至床边，再将健足放于患足下方，利用健侧下肢将患侧下肢抬起移至床边。

2）护士让患者取侧卧位，双膝屈曲，然后一手托着患者位于下方的腋下或肩部，另一手按着患者的骨盆或两膝后方，嘱咐患者向上侧屈头部，护士抬起下方的肩部，转移成坐位。

（3）由坐位到站立位

1）患者坐于床边或椅子上，躯干尽量挺直，两脚平放地上，患足稍偏后。

2）患者Bobath握手伸肘，护士站在患者患侧，面向患者，指导患者躯干充分前倾，髋关节尽量屈曲，身体重心向前移动。

3）护士膝盖抵在患膝上，手放在患者臀部帮助抬起。

笔 记 栏

· · · · · · · · · ·

【评价】

1. 训练过程中患者能积极配合，未出现安全意外。
2. 患者及家属能基本掌握体位摆放及变换训练的方法。

【注意事项】

1. 鼓励家属积极参与，并掌握正确的指导患者训练的方法。
2. 训练时，护士要时刻注意患者安全，防止跌倒。
3. 训练时由易到难，循序渐进。
4. 强调患者的主动护理，即患者尽量自己完成体位变换训练。

【思考题】

1. 偏瘫患者体位摆放时的首选体位是（　　　）

A. 患侧卧位　　　B. 健侧卧位　　　C. 仰卧位

D. 床上坐位　　　E. 屈膝仰卧位

2. 患者由坐位转换为站立位时下列说法正确的是（　　　）

A. 患者坐于椅子上，两脚平放地上，患足稍偏前

B. 患者 Bobath 握手，即健侧拇指置于患侧拇指上方

C. 患者起身前躯干充分前倾，髋关节尽量不屈曲，身体重心向前移动

D. 身体重心向前移动可帮助臀部抬起

E. 患者尽量由他人完成由坐位到站立位

第三节　轮椅、助行器使用技术

一、轮椅使用技术

【目的】

协助患者转移，满足患者移动的需要。

【评估】

1. 患者的认知能力。

2. 患者身体状态以及运动功能。

【计划】

1. 护士准备　衣帽整洁，洗手，戴口罩。
2. 物品准备　床或椅子、轮椅等。
3. 环境准备　安全、安静、整洁、舒适。
4. 患者准备　患者了解训练目的，配合操作。

【实施】

1. 床与轮椅之间的转移
（1）患者坐在床边，双足平放于地面上。
（2）轮椅置于患者健侧，与床成45°角，制动，翻起脚踏板。
（3）护士面向患者站立，双膝微屈，腰背挺直，双臂伸入患者肩下，扶患者站起，再一起转向轮椅，协助患者坐入轮椅。
（4）放下脚踏板，患者双脚置于其上。
2. 轮椅平衡术
（1）轮椅前倾时，上身后仰，推动前轮环。
（2）轮椅后跌时，上身前倾，拉后轮环。

【评价】

1. 患者能完成床与轮椅间的转移。
2. 患者能灵活操纵轮椅。

【注意事项】

1. 鼓励家属积极参与，并掌握正确的指导患者训练的方法。
2. 长期坐轮椅的患者要注意观察皮肤，防止出现压疮，容易出现压疮的部位包括肩胛骨、股骨粗隆、坐骨结节等。
3. 轮椅操作过程中要注意保持平衡。

【思考题】

关于轮椅使用技术的叙述错误的是（　　　）

A. 轮椅置于患者健侧，与床成45°角

笔 记 栏

B. 坐轮椅前要翻起脚踏板，坐上轮椅后要放下脚踏板

C. 长期坐轮椅的患者要注意观察皮肤

D. 轮椅前倾时，上身后仰，拉后轮环可维持平衡

E. 轮椅后跌时，上身前倾，拉后轮环可维持平衡

二、助行器使用技术

【目的】

保持身体平衡，支撑体重，辅助行走。

【评估】

1. 患者的认知能力。
2. 患者身体状态以及运动功能。

【计划】

1. 护士准备　衣帽整洁，洗手，戴口罩。
2. 物品准备　手杖、拐杖、步行器等。
3. 环境准备　安全、安静、整洁、舒适。
4. 患者准备　患者了解训练目的，配合操作。

【实施】

1. 手杖的使用方法

（1）三点步：先伸出手杖，再迈出患足，最后迈出健足。

（2）两点步：同时伸出手杖和患足并支撑体重，再迈出健足，手杖与患足作为一点，健侧足作为一点，交替支撑体重步行。

（3）上楼梯时健足先上，手杖和患足再跟上，下楼梯时手杖和患足先下，健足再跟上。

2. 拐杖的使用方法

（1）摆至步：同时伸出双侧腋杖，支撑并向前摆动身体使双足也到达腋杖位置（图 6-15）。

（2）摆过步：同时伸出双侧腋杖，支撑并向前摆动身体使双足到达腋杖前方位置，再将双侧腋杖向前伸出保持平衡（图 6-16）。

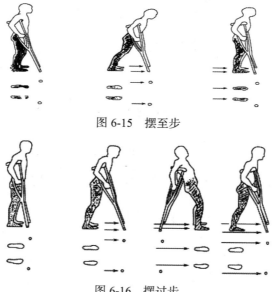

图 6-15　摆至步

图 6-16　摆过步

（3）四点步：先伸出左侧腋杖，迈出右足，再伸出右侧腋杖，最后迈出左足（图 6-17）。

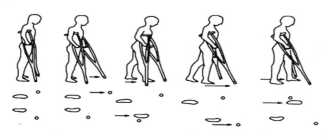

图 6-17　四点步

（4）三点步：同时伸出双侧腋杖，再迈出患足或不能负重的足，最后再将对侧足伸出（图 6-18）。

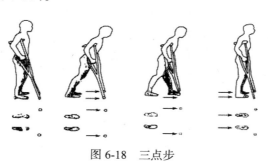

图 6-18　三点步

（5）两点步：一侧拐与对侧足同时迈出，另一侧拐与其相对应的对侧足再向前迈出（图6-19）。

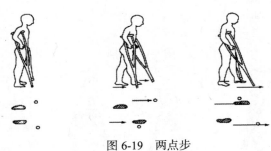

图6-19　两点步

3. 步行器的使用方法　患者先将步行器提起放于前方，再迈出患足或不能负重的足至助行架两后支点连线水平，最后迈另一侧下肢。

【评价】

1. 不同患者分别能掌握手杖、拐杖、步行器的使用方法。
2. 训练过程中未出现安全意外。

【注意事项】

1. 鼓励家属积极参与，并掌握正确的指导患者训练的方法。
2. 为了防止直立性低血压的出现，指导患者起床时宜慢，醒后休息片刻坐起，再休息片刻后方可站起，再休息片刻后方可行走，避免突然改变体位引起头晕。
3. 患者衣着要合身，避免赤脚或穿拖鞋，尽量穿着合脚并能防滑的鞋子。冬季避免穿一双以上的袜子，以免脚板知觉迟钝，导致滑倒。
4. 拐杖在使用时要注意调节拐杖到合适长度，一般拐杖顶部距腋窝2～3指宽，不能把拐杖直接顶到腋窝处，防止损伤腋窝处的血管、神经。

【思考题】

下列关于手杖的使用方法叙述错误的是（　　　）

A. 三点步：先伸出手杖，再迈出患足，最后迈出健足

B. 两点步：同时伸出手杖和患足并支撑体重，再迈出健足，手杖与患足作为一点，健侧足作为一点，交替支撑体重步行

C. 手杖包括单足手杖、多足手杖

D. 上楼梯时健足先上，手杖和患足再跟上

E. 下楼梯时健足先下，手杖和患足再跟上

第四节　呼吸与排痰技术

一、呼吸训练法

【目的】

1. 增大膈肌的活动范围，增强呼吸肌的力量，改善呼吸功能。
2. 提高患者运动耐力和生活质量。

【评估】

1. 患者的认知能力。
2. 患者呼吸频率、节律、深度、型态。
3. 患者呼吸困难的程度及类型。

【计划】

1. 护士准备　衣帽整洁，洗手，戴口罩。
2. 物品准备　床、椅子等。
3. 环境准备　安全、安静、整洁、舒适。
4. 患者准备　患者了解训练目的，配合操作。

【实施】

1. 放松练习

（1）患者可采取卧位、坐位或站立体位，放松全身肌肉。

（2）对肌肉不易松弛的患者，先让患者充分收缩要放松的肌肉，然后再松弛紧张的肌肉。

（3）节律性摆动或转动肌紧张部位，以利于该部位肌群的放松。

（4）缓慢地按摩或牵拉也有助于紧张肌肉的放松。

2. 腹式呼吸   通过增加膈肌活动度提高通气功能，降低呼吸肌耗氧量，可采用腹部加压暗示呼吸法进行腹式呼吸训练。

（1）患者仰卧位、半卧位或坐位。

（2）一只手放在腹部，另一只手放在胸部。

（3）先闭嘴，经鼻腔深吸气，膈肌下沉，腹部隆起。

（4）呼气时，放在腹部的手用力下压，同时患者腹部肌肉收缩下沉，迫使膈肌上抬，将气体全部呼出。

（5）每日 2～3 次，每次 10～15 分钟。

3. 缩唇呼吸（图 6-20）

（1）患者紧闭双唇，经鼻吸气。

（2）将口唇收拢为吹口哨状，让气体缓慢地吹出。

（3）一般吸气 2 秒，呼气 4～6 秒，呼吸频率＜20 次 / 分。

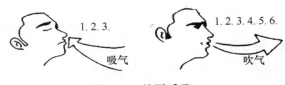

图 6-20   缩唇呼吸

【评价】

1. 患者呼吸均匀，深浅适度。

2. 患者无呼吸困难情况。

【注意事项】

1. 鼓励家属积极参与，并掌握正确的指导患者训练的方法。

2. 掌握正确的吸气和呼气的时间，通常吸呼比为 1：（2～3），呼气的时间不必过长，否则会导致过度换气。

【思考题】

下列关于呼吸训练方法的叙述错误的是（   ）

A. 对肌肉不易松弛的患者，放松练习时先让患者充分收缩要放松的肌肉，然后再松弛紧张的肌肉

B. 节律性摆动有利于该部位肌群的放松

C. 腹式呼吸时经鼻腔深吸气，腹部下沉

D. 缩唇呼吸时将口唇收拢为吹口哨状，让气体缓慢地吹出

E. 缩唇呼吸时一般吸气 2 秒，呼气 4~6 秒，呼吸频率＜20 次 / 分

二、屏气咳嗽排痰法

【目的】

1. 咳出痰液，减少气流阻塞，保持呼吸道通畅。
2. 改善气体交换，减轻呼吸困难，改善缺氧症状。

【评估】

1. 评估患者的认知能力。
2. 评估患者的呼吸情况以及痰液阻塞情况。

【计划】

1. 护士准备　衣帽整洁，洗手，戴口罩。
2. 物品准备　床或椅子等。
3. 环境准备　安全、安静、整洁、舒适。
4. 患者准备　患者了解训练目的，配合操作。

【实施】

1. 体位　患者取舒适体位（坐位或半卧位），上身略前倾。
2. 吸气、屏气　指导患者先缓慢深吸气，屏气片刻。
3. 咳嗽　嘱咐患者先小声咳嗽几次，最后快速打开声门，用力咳嗽，排出深部痰液。
4. 休息片刻后再重复上述步骤，使患者的痰液能够有效咳出。

【评价】

1. 患者咳出痰液。
2. 患者呼吸均匀，深浅适度。

笔 记 栏

3. 患者无呼吸困难情况。

【注意事项】

1. 鼓励家属积极参与，并掌握正确的指导患者训练的方法。

2. 护士应先示范动作要领，保证患者掌握正确的咳嗽排痰方法。

3. 训练中要注意观察患者的面部表情，有无发绀、呼吸困难、疲劳等不适症状。训练时如有头晕、疲劳、呼吸困难等不适症状时立即停止，防止意外情况的发生。

4. 若为术后排痰，嘱咐患者咳嗽时双手用力按压刀口，避免因咳嗽牵拉刀口而引起的疼痛。

【思考题】

下列关于屏气咳嗽排痰法正确的说法是（　　　）

A. 护士无需示范

B. 患者先缓慢深吸气，屏气片刻

C. 患者始终要用力咳嗽

D. 若为术后排痰，为避免刀口疼痛，不宜使用屏气咳嗽排痰法

E. 训练中要克服疲劳，把痰液咳出

三、体位引流技术

【目的】

1. 引流痰液，减少气流阻塞，保持呼吸道通畅。
2. 改善气体交换，减轻呼吸困难，改善缺氧症状。

【评估】

1. 患者的认知能力。
2. 患者的呼吸情况以及痰液阻塞情况。

【计划】

1. 护士准备　衣帽整洁，洗手，戴口罩。

2. 物品准备　床或椅子、痰盂、卫生纸等。
3. 环境准备　安全、安静、整洁、舒适。
4. 患者准备　患者了解训练目的，配合操作。

【实施】

1. 根据患者肺部病变部位取合适体位，将病变部位置于高处，使引流支气管的开口方向向下，一般肺上叶引流时取半坐卧位；右侧肺引流时取左侧卧位，胸下垫枕，肺下段引流时，取头低足高位。
2. 同时做叩击、振动效果更佳。
3. 每日晨起、饭前、睡前各做一次，每次20～30分钟，患者感觉疲乏或虚弱时，停止引流。

【评价】

1. 患者排出痰液。
2. 患者呼吸音正常或接近正常。
3. 患者无呼吸困难情况。

【注意事项】

1. 鼓励家属积极参与，并掌握正确的指导患者训练的方法。
2. 不允许安排在饭后立即进行体位引流，应在饭后1～2小时或饭前1小时进行头低位引流，防止胃食管反流、恶心和呕吐。
3. 引流过程中需注意生命体征的变化，训练时如患者出现面色苍白、出冷汗、呼吸困难或疲劳等情况应停止引流。

【思考题】

下列关于体位引流的说法叙述正确的是（　　　）
A. 右侧肺引流时取右侧卧位
B. 肺下段引流时，取头高足低位
C. 将病变部位置于高处，使引流支气管的开口方向向下
D. 宜饭后进行体位引流

笔记栏

E. 应在饭后 30 分钟引流

四、叩 击 技 术

【目的】

1. 辅助排出痰液，减少气流阻塞，保持呼吸道通畅。
2. 改善气体交换，减轻呼吸困难，改善缺氧症状。

【评估】

1. 患者的认知能力。
2. 患者的呼吸情况以及痰液阻塞情况。

【计划】

1. 护士准备　衣帽整洁，洗手，戴口罩。
2. 物品准备　床或椅子、痰盂、卫生纸等。
3. 环境准备　安全、安静、整洁、舒适。
4. 患者准备　患者了解训练目的，配合操作。

【实施】

1. 协助患者取舒适体位。
2. 护士五指并拢成杯状，掌心空虚。
3. 护士利用腕部力量，有节奏地由下向上、由外向内叩击肺部。
4. 每天叩击数次，每次 30～60 秒，叩击中鼓励患者咳嗽。

【评价】

1. 患者排出痰液。
2. 患者呼吸音正常或接近正常。
3. 患者无呼吸困难情况。

【注意事项】

1. 鼓励家属积极参与，并掌握正确的指导患者训练的方法。

2. 叩击时力度适中，听到空洞音，患者无疼痛感觉。

3. 避免直接叩击骨突部位和女性乳房。

【思考题】

下列关于叩击技术的说法错误的是（　　　）

A. 利用腕部力量，有节奏地叩击

B. 叩击时实心拳适当用力叩击效果好

C. 避免直接叩击骨突部位和女性乳房

D. 由下向上、由外向内

E. 每天可叩击数次

（沙晓华）

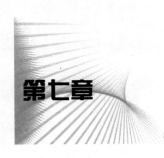

第七章

社区中医护理技术

第一节 常用传统护理技术

一、拔 罐 技 术

拔罐技术是以罐为工具，利用燃烧、抽吸、蒸汽等方法形成罐内负压，使罐吸附于腧穴或相应体表部位，使局部皮肤充血或瘀血，达到温通经络、驱风散寒、消肿止痛、吸毒排脓等防治疾病的中医外治技术，包括留罐法、闪罐法及走罐法。

【目的】

1. 缓解风寒湿痹而致的腰背酸痛等症状。
2. 缓解风寒型感冒所致咳嗽等症状。
3. 用于疮疡、毒蛇咬伤的急救排毒等。

【评估】

1. 评估病室环境及温度。
2. 主要症状、既往史、凝血机制、是否妊娠或月经期。
3. 患者体质及对疼痛的耐受程度。
4. 拔罐部位的皮肤情况。
5. 评估患者对拔罐操作的接受程度。

【计划】

1. 护士准备 着装整洁，洗手，戴口罩。

2. 物品准备　治疗盘，罐数个（图 7-1），根据拔罐部位选择火罐的大小及数量、润滑剂、止血钳、95% 酒精棉球、打火机、广口瓶、清洁纱布或自备毛巾，必要时备屏风、毛毯。

3. 环境准备　安全、安静、宽敞、整洁。

4. 患者准备　排空二便，了解治疗目的，取舒适体位。

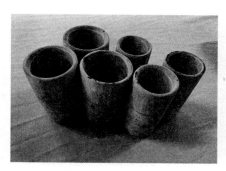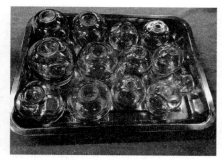

图 7-1　各种罐

【实施】

1. 协助患者取合理、舒适体位。

2. 充分暴露拔罐部位，注意保护隐私及保暖。

3. 根据拔罐部位不同，选择适宜的火罐，并检查罐口周围是否光滑，有无缺损裂痕。

4. 使用闪火法、投火法或贴棉法将罐体吸附在选定部位上。常用拔罐手法有以下几种。

（1）留罐：又称坐罐，即火罐吸拔在应拔部位后留置 10～15 分钟。此法常用，适用于临床大部分病症。

（2）走罐：又称推罐，先在罐口或吸拔部位上涂一层润滑剂，将罐吸拔于皮肤上，再以手握住罐底，稍倾斜罐体，前后推拉，或做环形旋转运动，如此反复数次，至皮肤潮红、深红或起痧点为止。适用于急性热病或深部组织气血瘀滞之疼痛、外感风寒、神经痛、风湿痹痛及较大范围疼痛等。

（3）闪罐：以闪火法（图 7-2）或抽气法使罐吸附于皮肤后，立即拔起，反复吸拔多次，直至皮肤潮红发热的拔罐方法，以皮肤潮红、充血或瘀血为度。适用于感冒、皮肤麻木、面部病症、中风后遗症或虚弱病症。

笔记栏

5. 观察罐体吸附情况和皮肤颜色，询问有无不适感。

6. 起罐时，左手轻按罐具，向左倾斜，右手示指或拇指按住罐口右侧皮肤，使罐口与皮肤之间形成空隙，空气进入罐内，顺势将罐取下（图7-3）。不可硬行上提或旋转提拔。

7. 操作完毕，协助患者整理衣着，安置舒适体位，整理床单位。

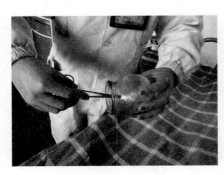 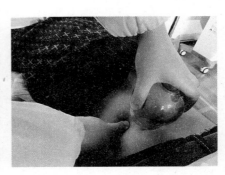

图 7-2　闪火法拔罐　　　　　　　　　图 7-3　起罐

【评价】

1. 患者和家属能理解拔火罐的目的并主动配合。

2. 拔罐部位准确、操作熟练、火罐吸附紧密，无脱落。局部皮肤紫红，无烧伤、烫伤。

3. 病人感觉舒适，症状缓解。

【注意事项】

1. 凝血机制障碍、呼吸衰竭、重度心脏病、严重消瘦、孕妇的腹部、腰骶部及严重水肿等不宜拔罐。

2. 拔罐时要选择适当体位和肌肉丰满的部位，骨突处及毛发较多的部位均不适宜。

3. 面部、儿童、年老体弱者拔罐的吸附力不宜过大。

4. 拔罐时要根据不同部位选择大小适宜的罐，检查罐口周围是否光滑，罐体有无裂痕。

5. 拔罐和留罐中要注意观察患者的反应，患者如有不适感，应立即起罐；严重者可让患者平卧，保暖并饮热水或糖水，还可揉内关、合谷、太阳、

笔记栏
· · · · · · · · · ·

足三里等穴。

6. 起罐后，皮肤会出现与罐口相当大小的紫红色瘀斑，为正常表现，数日方可消除，如出现小水疱不必处理，可自行吸收，如水疱较大，消毒局部皮肤后，用注射器吸出液体，覆盖消毒敷料。

7. 嘱患者保持体位相对固定；保证罐口光滑无破损；操作中防止点燃后乙醇下滴烫伤皮肤；点燃酒精棉球后，切勿较长时间停留于罐口及罐内，以免将火罐烧热烫伤皮肤。拔罐过程中注意防火。

8. 闪罐　操作手法纯熟，动作轻、快、准；至少选择 3 个口径相同的火罐轮换使用，以免罐口烧热烫伤皮肤。

9. 走罐　选用口径较大、罐壁较厚且光滑的玻璃罐；施罐部位应面积宽大、肌肉丰厚，如胸背、腰部、腹部、大腿等。

10. 留罐　儿童拔罐力量不宜过大，时间不宜过长；在肌肉薄弱处或吸拔力较强时，则留罐时间不宜过长。

【思考题】

1. 留罐即火罐吸拔在应拔部位后留置_____分钟，适用于临床大部分病症。

A. 5～10　　　　B. 10～12　　　　C. 10～15

D. 15～18　　　　E. 15～20

2. 拔罐时要根据不同_____选择大小适宜的罐，检查罐口周围是否光滑，罐体有无裂痕。

A. 性别　　　　B. 年龄　　　　C. 部位

D. 体质　　　　E. 症状

二、悬 灸 技 术

悬灸是采用点燃的艾条悬于选定的穴位或病痛部位之上，通过艾的温热和药力作用刺激穴位或病痛部位，达到温经散寒、扶阳固脱、消瘀散结、防治疾病的一种操作方法，属于艾灸技术范畴。

【目的】

1. 缓解各种慢性虚寒型疾病及寒湿所致的疼痛，如胃脘痛、腰背酸痛、

笔 记 栏

四肢凉痛、月经寒痛等。

2. 缓解中气不足所致的急性腹痛、吐泻、四肢不温等症状。

3. 通过运用温通经络、调和气、消肿散结、祛湿散寒、回阳救逆等法，达到防病保健、治病强身的目的。

【评估】

1. 病室环境及温度。

2. 主要症状、既往史及是否妊娠。

3. 有无出血病史或出血倾向、哮喘病史或艾绒过敏史。

4. 对热、气味的耐受程度。

5. 施灸部位皮肤情况。

【计划】

1. 护士准备　着装整洁，修剪指甲，洗手，戴口罩。

2. 物品准备　艾条、治疗盘、打火机、弯盘、广口瓶、纱布，必要时备浴巾、屏风、计时器。

3. 环境准备　安全、安静、宽敞、整洁，室温适宜。

4. 患者准备　排空二便，了解治疗目的。

【实施】

1. 协助患者取合理、舒适体位。

2. 遵照医嘱确定施灸部位，充分暴露施灸部位，注意保护隐私及保暖。

3. 点燃艾条，进行施灸

（1）温和灸（图7-4）：将点燃的艾条对准施灸部位，距离皮肤2～3cm，使患者局部有温热感为宜，每处灸10～15分钟，至皮肤出现红晕为度。

（2）雀啄灸：将点燃的艾条对准施灸部位，距离皮肤2～3cm，一上一下进行施灸，如此反复，一般每穴灸10～15分钟，至皮肤出现红晕为度。

（3）回旋灸：将点燃的艾条悬于施灸部位上方约2cm处，反复旋转移动范围约3cm，每处灸10～15分钟，至皮肤出现红晕为度。

4. 施灸过程中经常询问和观察患者皮肤情况，及时将艾灰弹入弯盘，注意调整艾条与皮肤的距离，皮肤上如有艾灰，用纱布清洁，防止烧灼患者

笔记栏

的皮肤和衣物。

　　5. 施灸结束，立即将艾条插入广口瓶，熄灭艾火（图 7-5）。

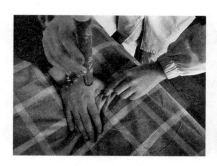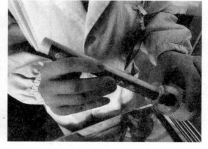

图 7-4　温和灸　　　　　　　图 7-5　熄灭艾火

　　6. 协助患者穿衣，取舒适卧位，清理用物。

　　7. 洗手、记录并签名。

　　8. 酌情开窗通风，注意保暖，避免吹对流风。

【评价】

　　1. 患者感受舒适及症状缓解。

　　2. 护士操作熟练、施灸部位准确。

　　3. 患者皮肤完好。

【注意事项】

　　1. 大血管处、孕妇腹部和腰骶部、皮肤感染、溃疡、瘢痕处，有出血倾向者不宜施灸。空腹或餐后 1 小时左右不宜施灸。

　　2. 一般情况下，施灸顺序自上而下，先头身，后四肢。

　　3. 施灸时防止艾灰脱落烫伤皮肤或烧坏衣物。

　　4. 注意观察皮肤情况，对糖尿病、肢体麻木及感觉迟钝的患者，尤应注意防止烧伤。

　　5. 个别患者在治疗过程中艾灸部位可能出现水疱，如局部出现小水疱，无需处理，自行吸收；水疱较大，可用无菌注射器抽吸疱液，用无菌纱布覆盖。

　　6. 告知患者施灸过程中出现头昏、眼花、恶心、颜面苍白、心慌出汗等不适现象，及时告知护士。

7. 告知患者灸后注意保暖，饮食宜清淡。

【思考题】

1. 温和灸是将点燃的艾条对准施灸部位，距离皮肤_____，使患者局部有温热感为宜。

A. 1～2cm　　　B. 2～3cm　　　C. 3～4cm
D. 3～5cm　　　E. 4～5cm

2. 回旋灸是将点燃的艾条悬于施灸部位上方约 2cm 处，反复旋转移动范围约 3cm，每处灸_____分钟，至皮肤出现红晕为度。

A. 3～5　　　　B. 5～8　　　　C. 5～10
D. 10～15　　　E. 15～20

三、经穴推拿技术

经穴推拿技术是以按法、点法、推法、叩击法等手法作用于经络腧穴，具有减轻疼痛、调节胃肠功能、温经通络等作用的一种操作方法。

【目的】

1. 缓解各种急慢性疾病所致的痛症，如头痛、肩颈痛、腰腿痛、痛经等症状。
2. 缓解各种急慢性疾病所致的失眠、便秘等症状。
3. 通过经穴推拿，达到保健强身的目的。

【评估】

1. 病室环境，保护病人隐私安全。
2. 主要症状、既往史、是否妊娠或月经期。
3. 推拿部位皮肤情况。
4. 对疼痛的耐受程度。

【计划】

1. 护士准备　着装整洁，修剪指甲，洗手，戴口罩。

2. 物品准备　治疗巾，必要时备纱块、介质（润滑油、凡士林等）、屏风。

3. 环境准备　安全、安静、宽敞、整洁，室温适宜。

4. 患者准备　了解治疗意义，排空二便。

【实施】

1. 协助患者取合理、舒适体位。

2. 确定腧穴部位

（1）头面部：取穴上印堂、太阳、头维、攒竹、上睛明、鱼腰、丝竹空、四白等。

（2）颈项部：取穴风池、风府、肩井、天柱、大椎等。

（3）胸腹部：取穴天突、膻中、中脘、下脘、气海、关元、天枢等。

（4）腰背部：取穴肺俞、肾俞、心俞、膈俞、华佗夹脊、大肠俞、命门、腰阳关等。

（5）肩部及上肢部：取穴肩髃、肩贞、手三里、天宗、曲池、极泉、小海、内关、合谷等。

（6）臀及下肢部：取穴环跳、居髎、风市、委中、昆仑、足三里、阳陵泉、梁丘、血海、膝眼等。

3. 选用适宜的推拿手法及强度

（1）点法：用指端或屈曲的指间关节部着力于施术部位，持续地进行点压，称为点法。此法包括拇指端点法、屈拇指点法和屈示指点法等，临床以拇指端点法常用。

1）拇指端点法（图7-6）：手握空拳，拇指伸直并紧靠于示指中节，以拇指端着力于施术部位或穴位上。前臂与拇指主动发力，进行持续点压。亦可采用拇指按法的手法形态用拇指端进行持续点压。

2）屈拇指点法（图7-7）：屈拇指，以拇指指间关节桡侧着力于施术部位或穴位，拇指端抵于示指中节桡侧缘以助力。前臂与拇指主动施力，进行持续点压。

3）屈示指点法（图7-8）：屈示指，其他手指相握，以示指第一指间关节突起部着力于施术部位或穴位上，拇指末节尺侧缘紧压示指指甲部以助力。前臂与示指主动施力，进行持续点压。

（2）揉法：以一定力按压在施术部位，带动皮下组织做环形运动的手法。

笔记栏

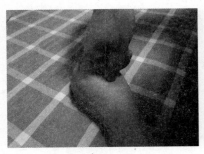

图 7-6　拇指端点法

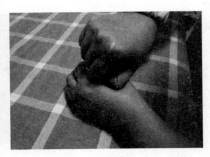

图 7-7　屈拇指点法

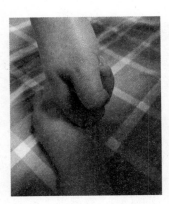

图 7-8　屈示指点法

1）拇指揉法（图 7-9）：以拇指螺纹面着力按压在施术部位，带动皮下组织做环形运动的手法。以拇指螺纹面置于施术部位上，余四指置于其相对或合适的位置以助力，腕关节微屈或伸直，拇指主动做环形运动，带动皮肤和皮下组织，每分钟操作 120～160 次。

2）中指揉法（图 7-10）：以中指螺纹面着力按压在施术部位，带动皮下组织做环形运动的手法。中指指间关节伸直，掌指关节微屈，以中指螺纹面着力于施术部位上，前臂做主动运动，通过腕关节使中指螺纹面在施术部位上做轻柔灵活的小幅度的环形运动，带动皮肤和皮下组织，每分钟操作 120～160 次。为加强揉动的力量，可以示指螺纹面搭于中指远侧指间关节背侧进行操作，也可用环指螺纹面搭于中指远侧指尖关节背侧进行操作。

3）掌根揉法（图 7-11）：以手掌掌面掌根部位着力按压在施术部位，带动皮下组织做环形运动的手法。肘关节微屈，腕关节放松并略背伸，手指自然弯曲，以掌根部附着于施术部位上，前臂做主动运动，带动腕掌做小幅度的环形运动，使掌根部在施术部位上做环形运动，带动皮肤和皮下组织，每分钟操作 120～160 次。

（3）推法（图 7-12）：用指、掌或肘部着力于一定部位上做单方向的直线移动，分为指推法、掌推法和肘推法。适用于人体各部，常用于治疗肌肉损伤、术后肠粘连、颈椎病、肌腱周围炎等疾病。

（4）拿法（图 7-13）：用拇指和示、中两指，或其余四指相对用力，在

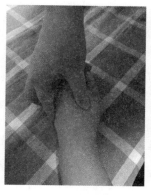
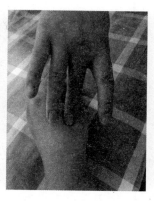
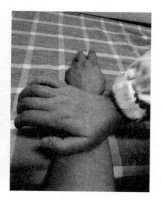

图 7-9　拇指揉法　　　　图 7-10　中指揉法　　　　图 7-11　掌根揉法

一定部位上或穴位上，做一松一紧的提捏。适用于颈项、肩、四肢等部位，常用于治疗颈椎病、肩周炎、失眠、感冒等疾病。

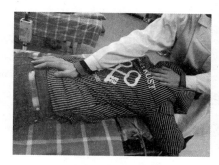
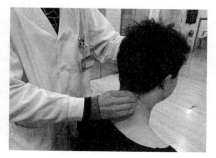

图 7-12　推法　　　　　　　　　图 7-13　拿法

（5）叩击法：用手特定部位，或用特制的器械，在治疗部位反复拍打叩击的一类手法，称为叩击类手法。各种叩击法操作时，用力应果断、快速，击打后将术手立即抬起，叩击的时间要短暂。击打时，手腕既要保持一定的姿势，又要放松，以一种有控制的弹性力进行叩击，使手法既有一定的力度，又感觉缓和舒适，切忌用暴力打击，以免造成不必要的损伤。

在临床治疗的实际运用中，上述这些基本操作方法可以单独或复合运用，也可以选用属于经穴推拿技术的其他手法，如按法、点法、弹拨法、叩击法、拿法、掐法等，视具体情况而定。

4. 操作过程中询问患者的感受。若有不适，应及时调整手法或停止操作，以防发生意外。

5. 操作结束协助患者着衣，安置舒适卧位，整理床单位。

6. 洗手、记录并签名。

【评价】

1. 患者感受舒适及症状缓解。
2. 护士熟知腧穴的定位及相应的推拿手法。

【注意事项】

1. 肿瘤或感染患者、女性经期腰腹部慎用，妊娠期腰腹部禁用经穴推拿技术。
2. 操作前应修剪指甲，以防损伤患者皮肤。
3. 操作时用力要适度。推拿时间一般宜在饭后 1～2 小时进行。每个穴位施术 1～2 分钟，以局部穴位透热为度。
4. 操作过程中，注意保暖，保护患者隐私。
5. 使用叩击法时，有严重心血管疾病者禁用，心脏搭桥患者慎用。

【思考题】

1. 推拿时间一般宜在饭后_____进行。
A. 10 分钟　　　　B. 30 分钟　　　　C. 1～2 小时
D. 1～3 小时　　E. 2～3 小时
2. 每个穴位施术_____分钟，以局部穴位透热为度。
A. 1～2　　　　　B. 2～3　　　　　C. 1～3
D. 3～4　　　　　E. 3～5

四、中药熏洗技术

熏洗技术是用中药煎煮后，先用蒸汽熏疗，待温后再用药物淋洗、浸浴全身或患处局部的一种外治方法。根据熏洗的部位分为全身药浴和局部药浴。局部药浴又分坐浴、四肢熏洗、眼部熏洗等。

【目的】

1. 开泄腠理、散邪解肌、清热解毒、消肿止痛、杀虫止痒。
2. 温经通络、活血化瘀、疏风散寒、祛风除湿。

3. 协调脏腑功能。

【评估】

1. 病室环境及温度。
2. 患者的主要症状及既往史，女性患者要了解胎、产、经、带情况。
3. 患者的中药用药史、中药药物过敏史。
4. 患者的意识、心理状态及合作程度。
5. 熏洗部位皮肤情况。

【计划】

1. 护士准备　着装整洁，洗手，戴口罩。
2. 物品准备　治疗盘、药液（遵医嘱）、盛放药液容器、水温计、一次性塑料袋、毛巾 2 条、屏风（必要时）。
3. 环境准备　环境应光线充足、清洁、安静，有条件者最好在治疗室或专用浴室进行，调节浴室的温度，浴室空气要流通。
4. 患者准备　了解治疗意义，排空二便。

【实施】

1. 全身药浴法
（1）备齐用物至患者所在浴室，核对治疗卡，向患者作好解释。
（2）根据患者的具体情况调节浴室的温度。
（3）测试浴缸内的水温（50~60℃），将过滤后的药液倒入浴盆或浴缸内，放好坐架，试温，保证设备安全。
（4）必要时协助患者脱掉衣服，扶患者坐在浴盆坐架上，用罩单围住全身，仅露出头面，使药液蒸气熏蒸全身。
（5）待药液降温后，将全身浸泡于药液中，用软毛巾协助患者拭洗，活动四肢关节。
（6）密切观察患者的面色、呼吸、脉搏，询问患者是否有不适感，及时调节药液温度，浸泡时间一般为 20~40 分钟。全身蒸气浴室应设观察窗口，以便随时观察患者情况。全身熏蒸者不宜出汗过多，注意观察汗出的多少，在熏蒸前适量饮水可防过多出汗而虚脱。如患者出现心慌、气促、面色赤热或苍白、出大汗等情况应马上出浴，进行对症处理。对体质虚弱、年老、儿童或肢体活动不便者应协助洗浴并严密观察。

（7）洗浴结束后，用温水冲去皮肤上的药液，擦干，协助患者穿好衣服，送回病床休息。

（8）清理用物，按医院消毒隔离原则处理。

（9）洗手，观察并记录结果。

2. 坐浴法

（1）备齐用物至患者处，核对治疗卡，向患者作好解释。

（2）将滤去药渣的药液倒入盆内（60～70℃），盖上有孔木盖。

（3）协助患者将裤脱至膝盖，露出臀部，坐在木盖上熏，待药液降温后移去木盖，坐入盆中泡洗，时间为20～30分钟。坐浴时根据病情安排陪伴，嘱患者如有不适感应立即停止坐浴，并协助患者卧床休息。

（4）坐浴结束后，用毛巾擦干，协助患者穿好衣裤，安排舒适体位。

（5）清理用物，按医院消毒隔离原则处理。

（6）洗手，观察并记录结果。

3. 四肢熏洗法

（1）备齐用物至患者处，核对治疗卡，向患者作好解释。

（2）床上铺好胶单，将药液趁热（60～70℃）倒入盆内放于胶单上。将患肢架于盆上，用浴巾或布单围盖住患肢及盆，使药液蒸汽熏蒸患肢。待温度下降后，将患肢浸泡于药液中，时间约10分钟。

（3）采用中草药治疗机熏蒸时，先检查机器的性能、有无漏电现象，以防发生意外。用冷水浸泡药物20～60分钟后，放入熏蒸机贮药罐内，接通电源，预热机身（夏季15分钟，冬季20～25分钟），然后调好机器参数，如夏季32℃，秋冬季节32～35℃。患者暴露躯体坐在椅上或卧于治疗床上熏蒸，每日1～2次。协助患者随时擦干汗液。熏蒸过程若感到不适，应立即停止，协助患者卧床休息。

（4）熏洗结束，擦干患肢，协助患者穿衣，安排舒适体位。

（5）清理用物，按医院消毒隔离原则处理。

（6）洗手，观察并记录结果。

4. 眼部熏洗法

（1）备好用物至患者处，核对治疗卡，向患者作好解释。

（2）将煎好的药液（50～60℃）趁热倒入治疗碗中，患者取端坐姿势，向前微微弯腰，面向药液，将患眼对准瓶口先熏，待药液降温至不烫时，用消毒纱布蘸药液频频淋洗患眼。

（3）也可用洗眼杯盛温热药液（约为全杯容积的2/3），患者先低头，使洗眼杯口紧扣在患眼上，接着紧持洗眼杯随同抬头，不断开合眼睑，转动眼球，使眼部与药液接触。如患眼分泌物过多，应用新鲜药液多洗几次。

（4）熏洗完毕后，用干毛巾轻轻擦干眼部，然后闭目休息5～10分钟。

（5）清理用物，按医院消毒隔离原则处理。

（6）洗手，观察并记录结果。

【评价】

1. 熏洗部位准确、操作熟练。
2. 病人感觉舒适，症状缓解。
3. 皮肤清洁。

【注意事项】

1. 冬季注意保暖，暴露部位尽量加盖衣被。
2. 熏洗药温不宜过热，温度适宜，以防烫伤。
3. 熏洗过程中，观察患者的反应，了解其生理和心理感受。若感到不适，应立即停止，协助患者卧床休息。
4. 在伤口部位进行熏洗时，按无菌技术操作进行。
5. 包扎部位熏洗时，应揭去敷料。熏洗完毕后，更换消毒敷料。
6. 所有物品需清洁消毒，用具一人一份一消毒，避免交叉感染。

【思考题】

1. 全身药浴法浸泡时间一般为（　　）
A. 5～10分钟　　　　　　　　B. 10～15分钟
C. 15～20分钟　　　　　　　D. 20～30分钟
E. 20～40分钟

2. 中草药治疗机熏蒸时，调好机器参数，如夏季32℃，秋冬季节（　　）
A. 32～33℃　　　B. 32～34℃　　　C. 32～35℃

笔记栏
· · · · · · · · · · ·

D. 33~35℃ E. 35~36℃

五、刮痧技术

刮痧技术是在中医经络腧穴理论指导下，应用边缘钝滑的器具，如牛角类、砭石类等刮板或匙，蘸上刮痧油、水或润滑剂等介质，在体表一定部位反复刮动，使局部出现瘀斑，通过其疏通腠理，驱邪外出；疏通经络，通调营卫，和谐脏腑功能，达到防治疾病的一种中医外治技术。

【目的】

1. 缓解于外感性疾病所致的不适。
2. 减轻各类骨关节病引起的疼痛。

【评估】

1. 病室环境，室温适宜。
2. 主要症状、既往史，是否有出血性疾病、女患者是否妊娠或处于月经期。
3. 体质及对疼痛的耐受程度。
4. 刮痧部位皮肤情况。

【计划】

1. 护士准备　着装整洁，洗手，戴口罩。
2. 物品准备　治疗盘、刮痧板（牛角类、砭石类等刮板或匙）、介质（刮痧油、清水、润肤乳等）、卷纸，必要时备浴巾、屏风等，检查刮具边缘有无缺损。
3. 环境准备　安全、安静、宽敞、整洁，室温适宜。
4. 患者准备　了解操作目的，配合操作。

【实施】

1. 协助患者取合理体位，暴露刮痧部位，注意保护隐私及保暖。
2. 用刮痧板蘸取适量介质涂抹于刮痧部位。
3. 单手握板，将刮痧板放置掌心，用拇指和示指、中指夹住刮痧板，环指、小指紧贴刮痧板边角，从三个角度固定刮痧板。刮痧时利用指力和腕力调整刮痧板角度，使刮痧板与皮肤之间夹角约为45°，以肘关节为轴心，前臂做有规律的移动（图7-14）。

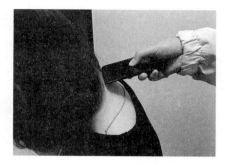

图7-14 刮痧技术

4. 刮痧顺序一般为先头面后手足，先腰背后胸腹，先上肢后下肢，先内侧后外侧逐步按顺序刮痧。刮痧时用力要均匀，由轻到重，以患者能耐受为度，一般刮至皮肤出现红紫为度，或出现粟粒状、丘疹样斑点，或条索状斑块等形态变化，并伴有局部热感或轻微疼痛。对一些不易出痧或出痧较小的患者，不可强求出痧。

5. 观察病情及局部皮肤颜色变化，询问患者有无不适，调节手法力度。

6. 每个部位一般刮20～30次，局部刮痧一般5～10分钟。

7. 刮痧完毕，清洁局部皮肤，协助患者穿衣，安置舒适体位，整理床单位。洗手，记录。

【评价】

1. 操作正确、熟练。
2. 运用刮痧手法正确，用力均匀。
3. 患者症状缓解。

【注意事项】

1. 操作前应了解病情，特别注意下列情况不宜进行刮痧　①疾病，如严重心血管疾病、肝肾功能不全、出血倾向疾病、感染性疾病、极度虚弱、皮肤疖肿包块、皮肤过敏者不宜进行刮痧术；②空腹及饱食后不宜进行刮痧术；③急性扭挫伤、皮肤出现肿胀破溃者不宜进行刮痧术；④刮痧不配合者，如醉酒、精神分裂症、抽搐者不宜进行刮痧术；⑤孕妇的腹部、腰骶部不宜进行刮痧术。

2. 刮痧过程中若出现头晕、目眩、心慌、出冷汗、面色苍白、恶心欲吐，甚至神昏扑倒等晕刮现象，应立即停止刮痧，取平卧位，立刻通知医生，配合处理。

3. 刮痧时取单一方向，不宜来回刮，用力要均匀、禁用暴力。

笔记栏
. . . .

4. 操作后嘱患者卧床休息，30 分钟内禁止洗凉水澡，保持情绪稳定，饮食宜清淡，忌食生冷油腻食品。

【思考题】

1. 刮痧时利用指力和腕力调整刮痧板角度，使刮痧板与皮肤之间夹角约为（　　　）

A. 30°　　　　B. 35°　　　　C. 40°

D. 45°　　　　E. 50°

2. 下列情况可以遵医嘱为患者行刮痧技术的是（　　　）

A. 醉酒　　　　B. 抽搐者　　　　C. 孕妇的腰骶部

D. 精神分裂症　　E. 中暑

六、耳穴贴压技术

耳穴贴压法是采用王不留行籽、莱菔籽等丸状物贴压于耳郭上的穴位或反应点，通过其疏通经络，调整脏腑气血功能，促进机体的阴阳平衡，达到防治疾病、改善症状的一种操作方法，属于耳针技术范畴。

【目的】

运用现代化针灸经络及中医辨证论治原则，对耳穴贴压部位进行按压，起到活血化瘀、疏通经络、调和气血及调节植物神经的功能。

【评估】

1. 主要症状、既往史，是否妊娠。
2. 对疼痛的耐受程度。
3. 有无对胶布、药物等过敏情况。
4. 耳部皮肤情况。

【计划】

1. 护士准备　着装整洁，修剪指甲，洗手，戴口罩。
2. 物品准备　治疗盘、王不留行籽或莱菔籽等丸状物、胶布、75% 乙醇、

笔记栏

棉签、探棒、止血钳或镊子、弯盘、污物碗，必要时可备耳穴模型（图 7-15）。

3. 环境准备　安全、安静、整洁。

4. 患者准备　了解操作目的，配合操作。

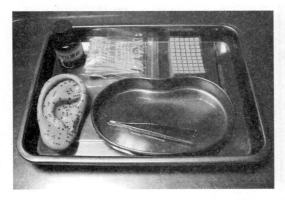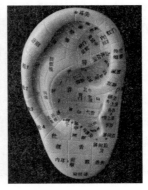

图 7-15　耳穴贴压技术用物

【实施】

1. 协助患者取合理、舒适体位。

2. 遵照医嘱，探查耳穴敏感点（图 7-16），确定贴压部位。

3. 75% 乙醇自上而下、由内到外、从前到后消毒耳部皮肤。

4. 选用质硬而光滑的王不留行籽或莱菔籽等丸状物黏附在 0.7cm×0.7cm 大小的胶布中央，用止血钳或镊子夹住贴敷于选好耳穴的部位上（图 7-17），并给予适当按压（揉），使患者有热、麻、胀、痛感觉，即"得气"。

5. 观察患者局部皮肤，询问有无不适感。

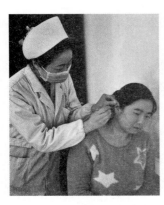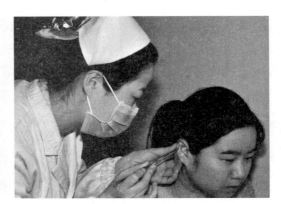

图 7-16　探查耳穴敏感点　　　　图 7-17　贴敷耳穴

笔 记 栏

6. 常用按压手法

（1）对压法：用示指和拇指的指腹置于患者耳郭的正面和背面，相对按压，至出现热、麻、胀、痛等感觉，示指和拇指可边压边左右移动，或做圆形移动，一旦找到敏感点，则持续对压 20～30 秒。对内脏痉挛性疼痛、躯体疼痛有较好的镇痛作用。

（2）直压法：用指尖垂直按压耳穴，至患者产生胀痛感，持续按压 20～30 秒，间隔少许，重复按压，每次按压 3～5 分钟。

（3）点压法：用指尖一压一松地按压耳穴，每次间隔 0.5 秒。本法以患者感到胀而略沉重刺痛为宜，用力不宜过重。一般每次每穴可按压 27 下，具体可视病情而定。

7. 操作完毕，安排舒适体位，整理床单位。

【评价】

1. 选穴准确、操作熟练。
2. 局部严格消毒、体位合适。
3. 患者感觉、目标达到的程度。

【注意事项】

1. 局部有炎症、冻疮或表面皮肤有溃破者及有习惯性流产史的孕妇不宜施行。

2. 耳穴贴压每次选择一侧耳穴，双侧耳穴轮流使用。夏季易出汗，留置时间为 1～3 天，冬季留置 3～7 天。

3. 观察患者耳部皮肤情况，留置期间应防止胶布脱落或污染；对普通胶布过敏者改用脱敏胶布。

4. 患者侧卧位耳部感觉不适时，可适当调整。

5. 告知患者耳穴贴压的局部感觉：热、麻、胀、痛，如有不适及时通知护士。

【思考题】

1. 耳穴贴压的局部感觉不包括（　　　）
A. 热　　　　　　B. 麻　　　　　　C. 胀
D. 痛　　　　　　E. 酸

2. 耳穴贴压法属于_____技术范畴。

A. 耳针　　　　　B. 拔罐　　　　　C. 熏洗

D. 刮痧　　　　　E. 悬灸

3. 耳穴贴压夏季留置时间为（　　　）

A. 1~2 天　　　　B. 1~3 天　　　　C. 3~4 天

D. 3~5 天　　　　E. 3~7 天

第二节　中药煎服护理技术

一、中药汤剂煎煮技术

中药煎煮技术是将一种或数种中药加水煎煮后去渣取汁的一种操作方法，煎出的汤剂多用于内服疗法。由于药物的性能和疾病的要求不同，药剂煎煮法的恰当与否，对疗效有一定的影响。

【目的】

在中药基本理论的指导下，对药物的性质、功能进行全面的中医辨证，从而确定正确的煎煮方法。

【评估】

1. 病室环境。

2. 患者的中西药用药史、中西药药物过敏史。

【计划】

1. 护士准备　仪表整洁，洗手。

2. 物品准备　灶具，中药，煎药器皿，水，搅拌棒，过滤器，保温药瓶或药杯。

3. 环境准备　环境应清洁卫生、干燥，光线充足，有安全用电或用煤气设备。

【实施】

1. 将拆除包装的中药置于清洁的煎药器皿，再将煎药的水倒入，水量一次加足为宜。一般而言第一煎的加水量以水超过药物表面 3～5cm 为准；第二煎的加水量以水超过药物表面 2～3cm 为准。

2. 煎药之前将药材加水搅拌后浸泡，一般复方汤剂加水搅拌后应浸泡 30～60 分钟；以花、叶、草类等药为主的方剂，需浸泡 20～30 分钟；以根、茎、种子、果实类等药材为主的方剂，需浸泡 60 分钟。

3. 先取武火，煮沸后改用文火。武火是指大火急煎，文火则指小火慢煎。在煎药开始用武火，至水沸后再改用文火，并保持在微沸状态，既可减慢水分的蒸发，又有利于有效成分的煎出。煎药时间从水沸时开始计算，一般药物一煎需 20～30 分钟，二煎需 10～20 分钟；解表、芳香类药物，一煎需 15～20 分钟，二煎需 10～15 分钟；受热易变性的药物，如钩藤、大黄等，应待其他药物煎好前 5～10 分钟加入；滋补类药物，一煎 40～50 分钟，二煎 30～40 分钟；有毒性的药物需久煎，为 60～90 分钟。煮药时不宜频频打开盖子，以尽量减少挥发成分的损失，可适当搅拌。

4. 一般煎出的药汁量，每次 150～200ml，小儿减半。

5. 将煎好的药汁用过滤器去渣倒出后，再放入凉水或热水煎煮第二煎。将药液倒入保温药瓶或药杯内，在医院煎药要加标签，注明患者病区、床号、姓名、用法，注意保温。煎好的药及时按医嘱给患者服用。

6. 煎药结束处理　倒掉药渣；清理用物。

7. 洗手，记录已煎药物并签名。

【评价】

煎药方法正确。

【注意事项】

1. 忌用铁、铜、锡、铝等容器煎煮中药，另外煎药须用凉水或凉开水，忌用开水煎药。

2. 不能把药煎干再添水重煎，药物煎煳就不能服用，应取另一剂重新煎。

3. 如用明火煎药，武火时应有专人守护，直到转为文火才能离开。最好根据煎药时间调好闹铃以提示关火。

4. 有毒的药物先煎时间不够，药物未能解毒，引起中药中毒，应及时抢救。或者后下药物煎煮时间过长，药物有效成分挥发导致失去药效，应取另一剂重新煎。因此，煎药时必须严格按照医嘱煎药。

5. 使用电子瓦罐、电子炖盅煎药可能出现电路故障，故煎药前做好器具安全检测。

6. 根据药物的性能及功用决定是否应用特殊用药煎煮法

（1）先煎：是将质地坚硬的介壳或矿物质类的药物打碎后煎煮一定时间再下其他中药的煎煮方法。

（2）后下：是将气味芳香借挥发油取效的药物，为防其有效成分挥发，宜在一般药物即将煎好前5～10分钟放入，再与其他药同煎的煎煮方法。

（3）包煎：是将药物装进纱布内与其他药物同煎的煎煮方法。

（4）另炖或另煎：是将某些贵重药材单独煎煮，减少同煎时被其他药物吸收以保存其有效成分的煎煮方法。将药物切成小片，单味煎煮60～120分钟不等，煎好后，单独服用或兑入汤药中同服。

（5）烊化：是将胶质类或黏性大且易熔的药物，单独加温熔化或置于刚煎好的去渣的药液中，微煮或趁热搅拌，使之熔解的煎煮方法。

（6）冲服：是将某些不耐高温且又难溶于水的贵重药物，先研成粉末，再用开水或用煎好的药液调匀后服用的方法。

附：机器煎药

机器煎药是目前临床较为常用的煎药方法，根据处方将各药混合装入以特殊布料制成的煎药袋内，用冷水浸泡30～60分钟，加入适量水，将水和浸泡好的中药连袋投入煎药机内，调节温度和时间，当温度和时间达到设定的标准时，中药即煎好，机器则自动停止加温。药汁可直接进入包装机，被灌注到耐高温的密封塑料袋内。机器煎药加水量为提取量×1.3，公式为：煎药的剂数×2×1.3×150ml。电煎火候可通过该机的电脑装置控制在80～130℃，且在规定的时间内完成。

【思考题】

1. 后下是宜在一般药物即将煎好前_____分钟放入再与其他药同煎的煎煮方法。

A. 3～5 B. 5～10 C. 10～15
D. 15～20 E. 20～30

笔 记 栏

2. 一般而言第一煎的加水量以水超过药物表面_____为准。

A. 1～2cm   B. 2～3cm   C. 3～5cm

D. 5～7cm   E. 7～10cm

3. 下列可以用于煎药的容器为（   ）

A. 铁锅   B. 铜锅   C. 锡锅

D. 铝锅   E. 不锈钢锅

二、中药汤剂给服技术

内服中药主要以汤剂、散剂、丸剂为主。口服给药的效果不仅受到病情、体质、剂型等因素影响，还受服药时间、次数及服药温度等服药方法所影响。

【目的】

通过中药的药性、功效调节机体阴阳的偏胜偏衰，以求阴阳平衡，邪去正复，使机体恢复健康。

【评估】

1. 患者的中西药用药史、中西药药物过敏史。

2. 评估患者的意识、吞咽能力，有无口腔、食管疾病以及是否有恶心、呕吐，程度如何。

3. 评估患者的情志状态及合作程度。

【计划】

1. 护士准备　着装整洁，洗手，戴口罩。

2. 物品准备　中药150～200ml，温开水，药杯，汤匙或吸管，小毛巾或纸巾。根据病情准备黄酒、姜汁、姜汤、生姜片、橘皮等。需要鼻饲服药的患者按鼻饲操作准备物品。

3. 环境准备　环境应清洁卫生，干燥，光线充足。

4. 患者准备　了解服药的意义，配合治疗。

【实施】

1. 严格遵医嘱按照三查七对原则给药。

2. 根据给药时间、剂型、剂量、温度给药

（1）服汤药的时间与次数

1）分服法：一剂汤药分 2～3 次服下。适用于病情较轻或慢性病患者。分 2 次服时，第一煎为上午 9～10 时服，第二煎在下午 3 时左右服。若分 3 次服，则将两煎药液混合后分为 3 份，上午 9 时左右、下午 3 时左右、晚上 8 时左右各服 1 次。

2）顿服法：将一剂汤药两煎合并一次服下（药液可以适当浓缩）。常用于病情危急情况下，如抢救休克（虚脱）患者时用的独参汤、参附汤。

3）频服法：煎好的汤药，不拘时间和次数，少量多次频频服用。胃气虚弱者，少量频服可以减轻胃的负担；易恶心、呕吐者，一小口一小口地服药，可以防止发生呕吐。

4）连服法：短时间内服用较大量汤药时，如 1 天内须服 2～3 剂汤药者采用连服法。高热不退、重感冒或败血症时，往往昼夜不停每隔 4～6 小时服 1 次汤药，连续服 2～3 剂。

5）呷服法：咽喉病症、口腔疾病时所服中药法，将煎好的汤药不拘时间与次数，一小口一小口地频服，并有意识地使药液在口腔内或咽部多含一些时间，再慢慢咽下。

（2）汤药服用的温度：根据"治热以寒"、"治寒以热"的治疗原则，服汤药的温度也要求适应这一原则，因而就有"热服"、"温服"与"冷服"的区别。

1）热服：是指汤药煎好后趁热服下。适用于风寒感冒、风寒湿关节疼痛、腰膝酸痛或手足不温等寒性病症的服药。

2）温服：将煎好的中药放至偏温时服下。适于补养调理类的汤药，以及医生没有特别要求的一般汤药，均可采用温服。

3）冷服：将煎好的药液放凉后服用。适于发热病人，或胃中嘈杂、吐酸水等内中有热的热性病症，或服用止血药、止吐药等。暑热季节服汤药亦可以冷服。

3. 服药结束后　再次核对药物。

4. 嘱咐患者用少量温水漱口，协助患者选取安全舒适卧位，整理床单位。

5. 清理用物，洗手，观察并记录签名。

笔 记 栏

【评价】

1. 动作轻稳、准确、节力。
2. 指导服药的方法正确（患者服药到口）。
3. 对病人解释耐心。

【注意事项】

1. 服用解表类汤剂（发汗药），给药后应详细观察患者有无汗出，汗出多少，汗液性质以及其面色、肢温、脉象的变化，了解证候是否减轻及有无伴随症状等，并做好记录。凡发汗只宜遍体微汗，不可大汗。

2. 对服用泻下、驱虫杀虫药的患者，观察其大便的情况对掌握病情变化，了解药物疗效和指导合理用药具有一定的意义。

3. 对于服用利湿、逐水剂的患者，须注意观察其小便的颜色、气味、数量、有无混浊物、pH 等，并做好记录。

4. 观察脉象、呼吸、血压、神色等变化以及有无腹痛、恶心呕吐、心悸气促等症状，并做详细记录。

5. 凡服用药性强烈或有毒的药物应掌握常用药物的用法和使用剂量，避免滥用。服用前先向患者说明可能产生的副作用，用药后密切观察患者的脉象、血压、面色、呼吸情况，有无四肢厥冷、抽搐等中毒现象，有则立即停药，及时配合抢救。

【思考题】

1. 祛寒药宜用_____送服。

A. 黄酒　　　　B. 矿泉水　　　C. 橙汁

D. 姜汤　　　　E. 蜂蜜

2. 对于服用利湿、逐水剂的患者，须注意观察其_____的颜色、气味、数量、有无混浊物、pH 等，并做好记录。

A. 大便　　　　B. 小便　　　　C. 痰液

D. 汗液　　　　E. 呕吐物

（王凌玲）

参 考 答 案

第二章

第一节

一、1. A　2. B

二、1. E　2. E

第二节

一、1. E　2. E

二、1. D　2. C　3. B

第三章

第一节

一、1. D　2. C

二、1. D　2. A

三、1. C　2. D

第二节

一、1. B　2. D　3. B

二、1. D　2. B　3. C

三、1. C　2. C　3. A

四、C

第三节

一、1. C　2. D　3. C

二、A

三、1. C　2. E

四、1. C　2. E

五、D

六、E

七、C

八、C

第四节

一、1. D　2. A　3. D

二、1. D　2. C　3. B

三、1. C　2. E

四、E

五、E

第五节

一、1. D　2. B　3. A

二、B

三、A

第四章

第一节

一、1. C　2. A　3. E

二、1. D　2. C

三、1. B　2. E

四、1. D　2. C

五、1. B　2. B　3. E

六、1. E　2. D

七、1. A 2. D

八、1. D 2. A

九、1. E 2. D

第二节

一、1. A 2. B

二、1. D 2. D

三、1. E 2. B 3. C

四、1. E 2. B

五、1. A 2. B

六、1. B 2. A

第五章

第一节

一、E

二、1. C 2. C

三、E

四、A

五、D

六、1. B 2. A

七、E

第二节

一、D

二、D

三、1. D 2. A

四、D

五、C

第六章

第一节

一、A

二、E

三、C

第二节

一、1. D 2. E 3. C

二、A

三、1. A 2. D

第三节

一、D

二、E

第四节

一、C

二、B

三、C

四、B

第七章

第一节

一、1. C 2. C

二、1. B 2. D

三、1. C 2. A

四、1. E 2. C

五、1. D 2. E

六、1. E 2. A 3. B

第二节

一、1. B 2. C 3. E

二、1. D 2. B